Intervallfasten 16 8 & Co Rezepte - Abnehmen mit 2 Gläsern Rotwein am Abend

Wie du dank intermittierendes Fasten ohne Verzicht oder längeres Hungern effektiv und dauerhaft abnehmen kannst

FOOD & HEALTH
institute

Originale Erstauflage: September 2019

Internetauftritt: Facebook Seite „Food & Health Institute"

Druck / Auslieferung: Amazon bzw. Tochtergesellschaft

Inhaltsverzeichnis

VORWORT 1
EINLEITUNG 2
INTERVALLFASTEN 4
Wissenschaftliche Betrachtung 4
Wie funktioniert Intervallfasten? 5
Wie klappt das Intervallfasten am besten? 5
Intervallfasten kann mit anderen Ernährungsweisen kombiniert werden 7
REZEPTBUCH 8
KETOGENE ERNÄHRUNG REZEPTE 9
Vorspeise 9
Suppe 13
Hauptgericht 16
Dessert 22
VEGANE ERNÄHRUNG REZEPTE 25
Vorspeise 25
Suppe 29
Hauptgericht 34
Dessert 38
VEGETARISCHE ERNÄHRUNG REZEPTE 41
Vorspeise 41
Suppe 44
Hauptgericht 47
Dessert 51
GLUTENFREIE ERNÄHRUNG REZEPTE 54
Vorspeise 54
Suppe 59
Hauptgericht 63
Dessert 68

LOW CARB ERNÄHRUNG REZEPTE 71

Vorspeise 71

Suppe 74

Hauptgericht 77

Dessert 81

BOWLS REZEPTE 84

Vorspeise 84

Suppe 87

Hauptgericht 92

Dessert 96

SNACKS REZEPTE 100

SCHNELLE REZEPTE FÜR VIELBESCHÄFTIGTE 113

Vorspeise 113

Suppe 117

Hauptgericht 120

Dessert 123

AUSSERGEWÖHNLICHE REZEPTE FÜR SCHLEMMER 126

Vorspeise 126

Suppe 131

Hauptgericht 137

Dessert 140

MEAL PREP REZEPTE 144

Vorspeise 144

Suppe 147

Hauptgericht 150

Dessert 153

FRÜHSTÜCKSREZEPTE 156

DRINKS REZEPTE 168

7-TAGE-ERNÄHRUNGSPLAN FÜR DAS 16:8 INTERVALLFASTEN 180

WEITERE INFORMATIONEN 182

Vorwort

Ernährst du dich vegetarisch, glutenfrei oder ketogen und überlegst dir, deine Ernährungsweise mit Intervallfasten zu kombinieren? Das ist eine sehr gute Idee. Intervallfasten ist nicht nur äußerst gesund und praktisch, es lässt sich auch ungemein gut in Kombination mit allen möglichen Ernährungsformen praktizieren. Indem du vegetarisch, vegan oder glutenfrei isst und deinen Tag in eine Essens- und eine Fastenphase einteilst, profitierst du noch mehr von den positiven Effekten des Intervallfastens. Durchstöbere die Rezepte, finde Gerichte, die dir besonders gut gefallen, probiere sie aus und genieße sie.

Einleitung

Der Alltag kann manchmal ziemlich stressig sein. Vielleicht hast du nach einem langen Arbeitstag keine Zeit oder bist zu müde, um etwas zu kochen. Oder du lebst schon so lange vegetarisch oder ernährst dich seit Jahren glutenfrei, dass du manchmal das Gefühl hast, immer wieder das Gleiche zu essen. In solchen Situationen ist es am einfachsten, Fast Food zu bestellen und dazu auch zu sündigen. Es geht jedoch auch anders. Wenn du gerne und viel kochst und auf der Suche nach neuen, einfachen und interessanten Rezepten bist, dann bist du hier genau richtig.

Dieses Rezeptbuch kombiniert Intervallfasten mit den beliebtesten Ernährungsformen. Du findest darin eine große Auswahl an Rezepten, die du schnell und einfach nachkochen kannst. Von schnellen Gerichten über unkonventionelle Speisen bis hin zu Schlemmer-Mahlzeiten findest du alles, was mit Intervallfasten kombiniert werden kann. Der erste Teil des Buches ist als Einführung in das Intervallfasten konzipiert.

Dabei werden wissenschaftliche Befunde zu dieser beliebten Ernährungsform aufgezeigt und die Vorteile von Intervallfasten vorgestellt. Du erfährst, wie das Intervallfasten genau funktioniert und welche Methoden es gibt. Zudem wirst du sehen, wie leicht Intervallfasten mit anderen Ernährungsformen kombiniert werden kann, auch wenn dies auf den ersten Blick vielleicht unwahrscheinlich klingen mag.

Der zweite Teil des Buches beinhaltet das Rezeptbuch selbst. Dabei sind die Rezepte nach den einzelnen Ernährungsweisen kategorisiert. Zu jeder Ernährungsform findest du Vorspeisen, Suppen, Hauptgerichte und Desserts. Das Rezeptbuch umfasst die beliebtesten Ernährungsformen, zu welchen die ketogene, die vegane, die vegetarische, die glutenfreie und die low carb Ernährung gehören. Außerdem werden ausgefallene Ideen wie diverse Bowls präsentiert. Natürlich dürfen auch Snacks und Drinks nicht fehlen.

Da oftmals die Zeit fehlt, um etwas Großes zu kochen, ist ein Kapitel schnellen Rezepten für Vielbeschäftigte gewidmet. Beim Intervallfasten ist wie bei den meisten anderen Ernährungsformen ab und zu auch die eine oder andere Kalorienbombe erlaubt. Aus diesem Grund ist ein Kapitel für ausgefallene Schlemmer-Rezepte reserviert. Der Trend «Meal Prep» soll auch nicht außer Acht gelassen werden. Somit werden in einem Kapitel besonders praktische Gerichte vorgestellt, die vorgekocht und in den nächsten Tagen eingenommen werden.

Diejenigen, die besonders gerne ausgiebig frühstücken, finden in diesem Buch auch Ideen für ein herzhaftes Frühstück. Das Rezeptbuch wird mit einem 7-Tage-Ernährungsplan für das Intervallfasten abgerundet. Dabei erhältst du einen Einblick in Gerichte, die während einer Woche gekocht werden können und die im Einklang mit dem Intervallfasten sind.

In diesem Beispiel sind nur Gerichte aufgeführt, die du im Rezeptbuch selbst findest und die du einfach nachkochen kannst.

Ich wünsche dir viel Spaß beim Durchstöbern und hoffe, dass du viele neue Rezepte finden wirst, die dich begeistern werden.

Intervallfasten

Das Intervallfasten ist eine Ernährungsform, bei der zwischen einer festgelegten Fastenzeit und einer Zeit der gewöhnlichen Nahrungszufuhr gewechselt wird. Dabei wird die tägliche Nahrungsaufnahme eingeschränkt. Diese Ernährungsweise beruht auf dem Grundsatz, dass der menschliche Körper auf eine natürliche Art und Weise gereinigt werden kann. Dadurch erholt er sich und wird gestärkt, wodurch die Körperfunktionen optimal ausgeführt werden können. Das Intervallfasten kann auf unterschiedliche Arten umgesetzt werden. Die kürzeste Form beinhaltet kurze Fastenzeiten mit einer Dauer von weniger als 24 Stunden. Längere Formen beinhalten Fastenperioden von mehreren Tagen. Damit sich der Körper erholt, ist es beim Intervallfasten nicht nur wichtig, wann gegessen wird. Für ein optimales Ergebnis für den Körper und den Geist ist es auch von Bedeutung, welche Nahrungsmittel konsumiert werden.

Wissenschaftliche Betrachtung

Die Philosophie des Intervallfastens erfreut sich an großer Beliebtheit. Die Ernährungsweise wurde bereits vielfach wissenschaftlich untersucht und deren positive Auswirkungen ließen sich wiederholt bestätigen. So wurde nachgewiesen, dass Intervallfasten tatsächlich zu effektivem Gewichtsverlust führt. Darüber hinaus hat die Ernährungsform erstaunliche positive Effekte auf den Körper und den Geist. So hat Intervallfasten positive Auswirkungen auf die Stoffwechselregulation. Es wirkt sich positiv auf den menschlichen Biorhythmus und die Darmflora aus und bringt so den Stoffwechsel auf Trab. Nebst diesen wissenschaftlichen Erkenntnissen kommen viele weitere erstaunliche Studienergebnisse hinzu, die die positive Wirkung dieser Ernährungsweise wissenschaftlich untermauert haben.

Zu den wichtigsten positiven Auswirkungen von Intervallfasten gehören folgende:

- Beeinflusst den Schlafrhythmus positiv
- Bauchfett wird reduziert
- Der Blutzuckerspiegel wird gesenkt
- Hilft dem Körper, sich selbst zu reinigen
- Reduziert Entzündungen im Körper
- Stärkt das Herz
- Schützt das Gehirn
- Hat positive psychische Effekte

Wie funktioniert Intervallfasten?

Intervallfasten kann auf unterschiedliche Weisen praktiziert werden. Die Methoden unterscheiden sich in einigen wichtigen Aspekten voneinander. Zu den bekanntesten Arten gehören das 16:8 Intervallfasten und das 5:2 Intervallfasten. Beim 16:8 Intervallfasten wird in einem Zeitraum von 8 Stunden am Tag gegessen. Danach wird 16 Stunden gefastet.

Am besten ist es, das Frühstück zu überspringen. Es ist auch möglich, das Abendessen auf 17 Uhr oder gar früher zu verschieben und am Abend nichts mehr zu essen. Beim 5:2 Intervallfasten wird an fünf Tagen in der Woche normal gegessen und an zwei Tagen wird gefastet. An den beiden Fastentagen kann die Kalorienaufnahme auf maximal 500 Kalorien reduziert werden.

Weitere bekannte Methoden sind das 20:4 Intervallfasten (20 Stunden fasten, 4 Stunden essen), das 12:12 Intervallfasten (12 Stunden fasten, 12 Stunden essen) oder das sogenannte Alternate Day Fasting, bei dem an einem Tag gefastet wird, wobei wieder höchstens 500 Kalorien aufgenommen werden, und am nächsten Tag normal gegessen wird. Bei dieser Vielfalt kann es durchaus schwerfallen, die richtige Methode auszuwählen. Deshalb ist es wichtig zu erwähnen, dass keine der Methoden pauschal als die beste bezeichnet werden kann. Welche Methode zu dir passt, hängt von deinem Organismus, aber auch von deinem Alltag ab. Je nach Arbeitszeit, Lebensstil, Möglichkeiten und Ziel wird dir eine Art mehr Erfolg bringen als eine andere. Du kannst sehen, dass die praktizierte Methode des Intervallfastens eine persönliche Wahl ist.

Wie klappt das Intervallfasten am besten?

Das 16:8 Intervallfasten und das 5:2 Intervallfasten gehören zu den bekanntesten und beliebtesten Methoden. Bei beiden gibt es einige Punkte, die du beachten solltest, um den Einstieg problemlos zu schaffen.

<u>16:8 Intervallfasten</u>

Diese Methode ist besonders flexibel. Hierbei musst du dich nicht an einen festen Zeitplan halten. Wenn du morgens nicht besonders gerne isst, kannst du die erste Mahlzeit erst gegen 12 Uhr einnehmen. Am Nachmittag folgt ein Snack und die letzte Mahlzeit wird gegen 20 Uhr eingenommen. Wenn du gerne ausgiebig frühstückst oder etwas früher zu Bett gehst, kannst du die erste Mahlzeit bereits um 9 Uhr oder etwas später einnehmen und nach 17 Uhr nicht mehr essen. Um dich sowohl körperlich als auch psychisch an das Intervallfasten zu gewöhnen, solltest du jedoch entscheiden, ob du grundsätzlich lieber früher oder später am Tag mit dem Fasten beginnst.

Um wirklich vom Intervallfasten zu profitieren, solltest du dich auch genügend bewegen. Es ist besonders sinnvoll, bereits am Morgen eine kleine Trainingseinheit einzulegen. Dadurch bringst du deinen Stoffwechsel früh in Schwung und verbrennst schon am

Morgen Energie. Trinke am besten vor dem Frühstück einen schwarzen Kaffee oder eine Tasse Tee, um den Stoffwechsel anzukurbeln. Nach dem Mittagessen oder am Nachmittag kannst du etwas Süßes oder einen gesunden Snack zu dir nehmen. Wenn du am Abend Zeit hast, kannst du eine weitere Trainingseinheit planen, wie zum Beispiel, 30 Minuten joggen oder Rad fahren. Wenn die Fastenphase beginnt, nimmst du für die nächsten 16 Stunden keine feste Nahrung mehr ein. Du darfst jedoch weiterhin schwarzen Kaffee, Tee und Wasser zu dir nehmen. Mache am besten einen Tagesplan und liste auf, um welche Uhrzeiten du essen möchtest und wann du ein wenig Sport treiben willst. Achte grundsätzlich auf die folgenden Punkte, um dir den Einstieg zu erleichtern:

- Beginne mit einer Essensphase von 10 Stunden und einer Fastenzeit von 14 Stunden, bis du dich daran gewöhnt hast
- Fühlst du dich schwach oder benommen, können dies Anzeichen einer Unterzuckerung sein. Höre immer auf deinen Körper und iss etwas, wenn dein Körper nicht mitmacht

<u>5:2 Intervallfasten</u>

Die Grundidee dieser Methode ist, dass unser Körper Fastenphasen benötigt, um gesund zu bleiben. Das 5:2 Intervallfasten hat es zum Ziel, dass der Organismus lernen soll, von seinen eigenen Reserven zu leben. Damit er jedoch nicht auf Sparflamme schaltet und anstelle von Fett die eigene Muskelmasse abbaut, ist die Fastenzeit auf 2 Tage begrenzt. Dabei kannst du an zwei Tagen hintereinander fasten oder die Fastentage an zwei beliebigen Wochentagen platzieren. An diesen beiden Tagen empfiehlt es sich, höchstens 500 Kalorien (für Frauen) bzw. 600 Kalorien (für Männer) aufzunehmen. An den übrigen 5 Tagen solltest du dich möglichst ausgewogen ernähren.

Es lohnt sich, einen Wochenplan zu erstellen. Plane dabei, an welchen Tagen du am liebsten fasten willst. Obwohl diese Tage frei gewählt werden können, ist es ratsam, jeweils zwei Wochentage zu bestimmen. Dadurch kommst du schneller in den Rhythmus und dein Körper gewöhnt sich an die Fastentage. An den beiden Fastentagen solltest du deine Mahlzeiten genau planen. Dabei kannst du entweder eine große Mahlzeit einnehmen oder die Kalorien auf zwei kleinere Mahlzeiten verteilen. Anfangs ist es einfacher, zweimal am Tag zu essen. Dabei kannst du vor der ersten Mahlzeit einen schwarzen Kaffee trinken. Dieser zügelt den Appetit. Nach der ersten Mahlzeit kannst du einen weiteren Kaffee oder Tee trinken. Die zweite Mahlzeit sollte etwas weniger Kalorien beinhalten und möglichst gesund sein. Achte dabei insbesondere auf die folgenden Aspekte:

- Überlege dir frühzeitig, ob es dir besser passt, eine oder zwei Mahlzeiten einzunehmen
- Mache an den Fastentagen keine Ausnahmen
- Trinke genügend Wasser, um hydriert zu bleiben
- Bewege dich nach der ersten Mahlzeit, um die Verdauung anzuregen

Welche Methode für dich geeignet ist, hängt von diversen Faktoren ab. Zudem haben beide Methoden ihre Vorteile. Während das 16:8 Intervallfasten besonders flexibel ist und du die Essens- und Fastenzeiten jeweils an deinen Alltag anpassen kannst, ist die 5:2

Methode insbesondere bei einem stressigen Arbeitsalltag geeignet, weil du die Fastentage auf das Wochenende verlegen kannst. Überlege dir deshalb frühzeitig, welche Methode am besten zu dir passt.

Intervallfasten kann mit anderen Ernährungsweisen kombiniert werden

Das Intervallfasten ist nicht nur eine äußerst gesunde Ernährungsform, die zahlreiche positive Auswirkungen auf den Körper und den Geist hat. Was das Intervallfasten besonders auszeichnet, ist, dass es mit allen Ernährungsformen kombiniert werden kann. Wenn du vegetarisch oder vegan lebst, eine glutenfreie Ernährung praktizierst oder eine deine Ernährung auf eine andere Weise umgestellt hast, kannst du diese beibehalten und mit Intervallfasten kombinieren. Die Idee hinter dem Fasten ist es, die praktizierte Ernährungsweise in der Fastenphase zu unterbrechen. Dies bedeutet, dass du in der Essenszeit deinen bereits vorhandenen Ernährungsplan umsetzt und in der Fastenphase einfach nichts isst.

Wenn du Intervallfasten mit einer anderen Ernährungsweise kombinierst, wirst du noch schneller und effektiver abnehmen. Zudem treten die positiven Effekte deiner Ernährungsweise noch stärker in Erscheinung, wenn du diese mit Intervallfasten kombinierst. Wenn du dich aufgrund der praktizierten Ernährungsform, wie zum Beispiel der veganen Ernährung, frisch und leicht fühlst, spürst du diese positiven Auswirkungen noch deutlicher, wenn dein Körper durch das Intervallfasten zusätzlich entgiftet wird.

Rezeptbuch

Damit du das Intervallfasten mit deiner gewünschten Ernährungsweise kombinieren kannst, findest du in diesem Teil des Buches eine Auswahl an Gerichten der bekanntesten und beliebtesten Ernährungsformen. Hierbei wird besonderer Wert darauf gelegt, dass die Rezepte mit allen Formen von Intervallfasten im Einklang sind. Bei jeder Ernährungsweise findest du eine Auswahl an Suppen, Vorspeisen, Hauptgerichten und Desserts. Besondere Kapitel beinhalten außergewöhnliche Gerichte für Schlemmer, Frühstücksideen, Bowls, Meal-Prep, schnelle Rezepte für Vielbeschäftigte sowie gesunde Snacks für den kleinen Hunger.

Die meisten Rezepte sind für eine Portion konzipiert. Daher sind die Mengenangaben für eine Person angegeben. Bei Gerichten, die eine längere Zubereitung erfordern oder aufgrund der kleinen Mengen der jeweiligen Zutaten nicht für eine Portion geeignet sind, werden die Zutaten für zwei Portionen angegeben. Diese Mengen sind jedoch variabel. Da es beim Intervallfasten nicht um Verzicht geht, sondern vielmehr von Bedeutung ist, wann bzw. in welchen Zeitfenstern die Mahlzeiten eingenommen werden, ist es durchaus erlaubt, auch größere Mengen zu verwenden. Wenn du beispielsweise nach einem harten Arbeitstag ausgelaugt bist oder nach einer intensiverer Trainingseinheit großen Hunger hast, kannst du die jeweiligen Rezepte deinen Bedürfnissen anpassen.

Achtung: Dies sollte die Ausnahme bleiben. Wenn du regelmäßig größere Mengen verwendest, wirkt sich dies negativ auf den Abnehmerfolg aus.

Nicht zuletzt soll angemerkt werden, dass für die Rezepte keine Bilder verwendet werden. Ein Bild eines Gerichts ist zwar ansehnlich, jedoch nicht unbedingt notwendig. Im Gegenteil: Durch die zu große Aufmerksamkeit, die einem Bild gewidmet wird, und den Wunsch, dass das zubereitete Gericht genauso aussieht wie auf dem Bild präsentiert, geht die Kreativität und zu einem gewissen Maß auch der Spaß verloren. Es gibt viele Möglichkeiten, ein Gericht zu servieren. Angefangen von der Form, Größe und Farbe von Tellern, Schalen und Gläsern, über das Arrangieren der Zutaten bis hin zum Garnieren des Gerichts kannst du jedem eigens zubereiteten Mahl eine individuelle Note verleihen. Schlussendlich sind die Rezepte von Bedeutung. Eine derart große Auswahl an Rezepten wäre es zu diesem Preis nicht möglich gewesen, dieses Buch zu erstellen, wenn zu jedem Rezept ein Bild vorhanden wäre.

KETOGENE ERNÄHRUNG REZEPTE

Vorspeise

Hähnchenroulade mit Avocado und Papaya

Arbeitszeit: 60 Minuten
Schwierigkeit: leicht
Kalorien: 280 kcal

Zutaten:

Für 1 Portion

- Kleines Hähnchenbrustfilet (ca. 80 g)
- 3 Scheiben Speck
- ½ Avocado
- ¼ Papaya
- 50 g Eisbergsalat
- ½ rote Chilischote
- ¼ Zitrone
- ½ TL Senf
- ½ TL gemahlener Koriander
- 1 TL Olivenöl
- Salz
- Pfeffer

Zubereitung:

Heize den Backofen auf 200°C vor.

Wasche das Hähnchenbrustfilet, trockne es mit einem Küchentuch und schneide es waagrecht in zwei gleiche Scheiben. Klopfe die Scheiben flach, bis sie ca. 4 mm dünn sind.

Verteile den Speck dachziegelartig auf dem Backpapier. Lege die Hähnchenbrust vorsichtig darüber und würze sie mit Salz und Pfeffer. Rolle den Speck und die Hähnchenbrust mithilfe des Papiers auf. Zwirble die Enden des Backpapiers zusammen. Falte die Enden nach innen. Lege das eingewickelte Fleisch mit den Enden nach unten auf das Blech. Gib das Fleisch in den Ofen und backe es 25-30 Minuten auf der mittleren Schiene. Nimm es aus dem Ofen und lasse es ein wenig abkühlen.

Teile in der Zwischenzeit die Avocado in zwei Hälften. Entferne den Kern, löse das Fruchtfleisch aus der Avocadoschale und würfle es. Schäle die Papaya. Entferne die Kerne vom Fruchtfleisch und schneide die Papaya in Würfel. Wasche den Eisbergsalat, schleudere ihn trocken und schneide ihn in dünne Streifen. Wasche die Chilischote und würfle sie fein.

Presse die Zitrone aus und gib den Saft in eine kleine Schüssel. Gib Chili, Senf, Koriander und Olivenöl dazu. Verrühre alle Zutaten und gib Salz und Pfeffer dazu. Vermische das Dressing mit der Avocado, der Papaya und dem Eisbergsalat.

Nimm die Hähnchenroulade aus dem Backofen. Wickle sie aus und schneide sie in gleich große Scheiben. Richte die Hähnchenroulade und den Salat auf einem Teller an.

Flammkuchen mit cremigem Käse-Quark

Arbeitszeit: 40 Minuten
Schwierigkeit: leicht
Kalorien: 295 kcal

Zutaten:

Für 1 Portion

- 80 g Gouda
- 50 g Speisequark (20% Fett i. Tr.)
- 1 Ei
- 1 TL Kokosmehl
- Salz
- 1 Frühlingszwiebel
- 3 Scheiben Speck
- 40 g Crème fraîche

Zubereitung:

Heize den Backofen auf 170 °C vor. Lege ein Backblech mit Backpapier aus.

Reibe den Gouda. Gib die Hälfte in eine Schüssel und verrühre den Käse mit Speisequark, Ei, Kokosmehl und einer Prise Salz. Gib die Masse auf das Backblech und verstreiche sie zu einem Quadrat. Gib sie in den Ofen und backe sie auf mittlerer Schiene 15 Minuten.

Putze in der Zwischenzeit die Frühlingszwiebel. Wasche sie und schneide sie in dünne Ringe. Schneide den Speck in kleine Stücke.

Nimm das Backblech aus dem Ofen. Schalte den Backofen noch nicht aus. Bestreiche den Quarkboden mit Crème fraîche. Streue Speck, Frühlingszwiebeln und 40 g Gouda darüber.

Backe den Flammkuchen weitere 15 Minuten im Ofen, bis der Gouda goldbraun zerläuft. Nimm das Backblech heraus. Schneide den Flammkuchen in zwei Stücke und richte ihn auf dem Teller an.

Avocado-Ei mit Rohschinken umwickelt

Arbeitszeit: 10 Minuten
Schwierigkeit: leicht
Kalorien: 290 kcal

Zutaten:

Für 1 Portion

- 1 kleine Avocado (ca. 150 g)
- 1 Ei
- 50 g Rohschinken
- 10 g Kokosöl

Zubereitung:

Lege das Ei in einen Topf und fülle diesen mit warmem Wasser auf. Bring das Wasser zum Kochen. Lasse das Ei 9 Minuten kochen, bis es hart ist.

Halbiere die Avocado und entferne den Kern. Trenne das Fruchtfleisch mit einem Esslöffel von der Avocadoschale.

Schäle das Ei und lege es in die Avocado hinein. Verschließe die Avocado gut und umwickle sie mit dem hauchdünn geschnittenen Rohschinken.

Erhitze Kokosöl in der Pfanne und brate die Avocado rundherum an. Serviere die Avocado mit frischem Salat.

Suppe

Cremige Blumenkohl-Zucchinisuppe

Arbeitszeit: 45 Minuten
Schwierigkeit: leicht
Kalorien: 220 kcal

Zutaten:

Für 1 Portion

- 150 g Blumenkohl
- 150 g Zucchini
- 1 Knoblauchzehe
- 1 kleine Zwiebel
- 20 g Sellerie
- 20 g Butter
- 100 ml Hühnerbrühe
- 100 ml Wasser
- 1 TL Thymian
- Salz und Pfeffer
- 60 ml Sahne
- 20 ml Olivenöl

Zubereitung:

Wasche den Blumenkohl und entferne die grünen Teile. Wasche die Zucchini. Schäle sie und würfle sie fein. Wasche den Sellerie und würfle ihn fein. Schäle die Zwiebel und den Knoblauch und hacke beides fein.

Erhitze Butter in einem Topf bei mittlerer Hitze. Gib die Zwiebel und den Knoblauch hinein und brate sie, bis sie glasig sind. Gib den Blumenkohl, die Zucchini und den Sellerie. Schmecke das Gemüse mit Salz, Pfeffer und Thymian ab.

Gieße die Hühnerbrühe und das Wasser hinzu und bringe die Suppe zum Kochen. Reduziere die Temperatur und lasse die Suppe zugedeckt 15 Minuten köcheln.

Nimm die Suppe vom Herd. Püriere sie mit einem Standmixer fein. Gib die Sahne hinein und erwärme sie nochmals

Mit etwas Olivenöl (etwa 1/2 Esslöffel pro Portion) und einem Zweig Thymian servieren.

Pikante Currysuppe mit Garnelen

Arbeitszeit: 90 Minuten
Schwierigkeit: leicht
Kalorien: 170 kcal

Zutaten:

Für 1 Portion

- 4 rohe tiefgekühlte Riesengarnelen
- ½ Karotte
- ½ rote Paprika
- ¼ Stange Lauch
- ½ Stange Staudensellerie
- 2 EL Kokosöl
- 200 ml Gemüsebrühe
- 1 TL Currypulver
- ¼ Limette
- 50 g Kokosmilch
- 30 g Sahne
- Salz
- Pfeffer

Zubereitung:

Taue die Garnelen auf. Wasche sie und stecke sie auf einen Schaschlik-Spieß.

Schäle die Karotte. Entkerne die Paprika und wasche sie. Putze den Lauch und wasche ihn gründlich. Wasche die Selleriestange. Schneide alle Zutaten in kleine Würfel.

Erhitze 1 EL Kokosöl in einer großen Pfanne bei mittlerer Hitze. Schwitze die Gemüsewürfel 2 Minuten an. Gib die Gemüsebrühe dazu und koche alles bei starker Hitze auf. Streue Currypulver dazu und koche die Suppe 8 Minuten bei mittlerer Hitze.

Wasche die Limette gründlich und trockne sie. Reibe die Schale ab und presse den Saft aus. Rühre die Schale und den Saft in die Brühe. Gib Kokosmilch und Sahne dazu und schmecke die Suppe mit Salz und Pfeffer ab.

Nimm die Suppe vom Herd. Erhitze das restliche Kokosöl in einer kleinen Pfanne bei starker Hitze. Würze die Garnelen mit Salz und Pfeffer und brate sie beidseitig 1 Minute an. Richte die Suppe in einem tiefen Teller an und serviere sie mit dem Garnelenspieß.

Süppchen mit Tomaten, Paprika und Parmesanstreifen

Arbeitszeit: 40 Minuten
Schwierigkeit: leicht
Kalorien: 200 kcal

Zutaten:

Für 1 Portion

- 1 kleine rote Paprika
- ½ Zwiebel
- 1 Bund Basilikum
- 1 EL Olivenöl
- 100 g geschälte Tomaten (aus der Dose)
- 150 ml Gemüsebrühe
- 1 TL getrockneter Rosmarin
- 30 g Parmesan
- 1 EL Crème fraiche
- Salz
- Pfeffer

Zubereitung:

Heize den Backofen auf 200°C vor. Lege das Backblech mit Backpapier aus. Schneide den Parmesan in feine Streifen.

Lege den Parmesan auf das Backblech und gib ihn in den Ofen. Backe ihn auf der mittleren Stufe 4-5 Minuten, bis der Parmesan zerlaufen ist und die Ränder anfangen zu bräunen. Nimm das Backblech aus dem Ofen und lasse den Parmesan auskühlen.

Stelle den Backofen auf 250°C. Schneide die Paprika in zwei Hälften. Entkerne und wasche sie. Lege die Hälften mit Hautseite nach oben auf das Blech. Backe sie auf der oberen Schiene 10 Minuten, bis sich die Haut allmählich schwarz verfärbt und Blasen wirft. Nimm das Backblech heraus. Bedecke es mit einem nassen Tuch und lasse die Paprika abkühlen.

Schäle in der Zwischenzeit die Zwiebel und würfle sie klein. Wasche das Basilikum. Trockne es und zupfe die Blätter ab. Erhitze das Olivenöl in einem Topf und brate die Zwiebel darin bei mittlerer Hitze 2 Minuten an. Gib die Tomaten aus der Dose und die Gemüsebrühe in den Topf. Gib Basilikum und Rosmarin dazu und bringe das Ganze zum Kochen. Lasse die Brühe 10 Minuten kochen.

Ziehe in der Zwischenzeit die Haut der Paprika ab. Gib das Fruchtfleisch zur Suppe. Püriere die Suppe und lasse sie aufkochen. Schmecke sie mit Salz und Pfeffer ab.

Richte die Suppe in einem tiefen Teller an. Gib die Crème fraîche dazu und garniere sie mit dem gebackenen Parmesan.

Hauptgericht

Schweinekotelett mit Avocadosalat

Arbeitszeit: 20 Minuten
Schwierigkeit: leicht
Kalorien: 265 kcal

Zutaten:

Für 1 Portion

Für das Kotelett:

- 2 TL Kokosöl
- 1 Schweinekotelett (ca. 100 g)
- Salz
- Pfeffer
- 30 g Sahne
- ½ TL Pfeffer

Für den Salat:

- ¼ Kopf Eisbergsalat
- ½ Avocado
- ½ säuerlicher Apfel
- ½ Zitrone
- 1 milde Chilischote
- 1 TL Olivenöl
- 1 TL Senf
- ½ TL gemahlener Koriander
- Salz

Zubereitung:

Wasche den Eisbergsalat und schleudere ihn trocken. Schneide ihn in dünne Streifen. Entferne den Kern der Avocado. Löse das Fruchtfleisch heraus und würfle es klein. Wasche den Apfel. Schneide ihn in vier Teile, entkerne ihn und schneide ihn in dünne Scheiben.

Gib den Apfel zusammen mit der Avocado in eine große Schüssel. Presse die Zitrone aus und gib sie über die Avocado und die Apfelstreifen. Entkerne die Chilischote. Wasche sie und schneide sie in kleine Würfel.

Erhitze das Kokosöl stark. Wasche das Kotelett, trockne es ab und würze es von beiden Seiten mit Salz und Pfeffer. Brate es beidseitig je 2 Minuten an.

Gib für den Salat Olivenöl, Senf, Chili und Koriander in eine Schüssel und verrühre alle Zutaten. Mische das Dressing mit Eisbergsalat, Avocado und Apfel und schmecke alles mit Salz ab.

Nimm das Kotelett aus der Pfanne. Wickle es in Alufolie, damit es warm bleibt.

Löse den Bratenansatz mit Sahne. Gib die Pfefferkörner dazu und lasse das Ganze kurz aufkochen. Schmecke es mit Salz und Pfeffer ab.

Serviere das Kotelett auf einen Teller und gib die Sauce und den Salat dazu.

Feta-Souvlaki-Spießchen

Arbeitszeit: 90 Minuten
Schwierigkeit: leicht
Kalorien: 250 kcal

Zutaten:

Für 1 Portion

Für die Souvlaki:

- 1 TL Zitronensaft
- 1 Stängel Petersilie
- 3 EL Olivenöl
- ½ TL getrockneter Rosmarin
- 1 TL getrockneter Oregano
- Salz
- Pfeffer
- 80 g Schweinenacken
- 2 gelbe Paprika

Für den Feta:

- 50 g Fetakäse
- ¼ rote Zwiebel
- ½ Knoblauchzehe
- ½ milde Chilischote
- 1 TL getrockneter Thymian
- 1 EL Olivenöl
- Salz

Zubereitung:

Weiche 2 Schaschlik-Spieße 45 Minuten in Wasser ein.

Schneide den Fetakäse in 2 cm große Würfel. Schäle die Zwiebel und schneide sie in kleine Streifen. Schäle den Knoblauch und würfle ihn fein. Wasche die Chilischote und schneide sie in dünne Ringe.

Gib alles zusammen in eine Schüssel. Menge Olivenöl, Thymian und eine Prise Salz dazu und vermische alles vorsichtig, bis der Fetakäse von allen Seiten mit Olivenöl benetzt ist. Stelle alles zugedeckt in den Kühlschrank.

Presse für die Souvlaki die Zitrone aus und miss einen 1 TL Saft ab. Wasche die Petersilie. Trockne sie und hacke sie fein.

Gib den Zitronensaft in eine Schüssel und verrühre ihn mit 1 EL Olivenöl, Petersilie, Rosmarin und Oregano. Gib Salz und Pfeffer zu. Schneide das Fleisch in Würfel und verrühre es mit der Marinade. Stelle alles zugedeckt eine Stunde in den Kühlschrank.

Schneide in der Zwischenzeit die Paprika in zwei Hälften und entferne die Kerne. Wasche die Hälften und würfle sie grob. Nimm das Fleisch aus der Kräutermarinade. Stecke jeweils einen Würfel im Wechsel mit je zwei Paprikastücken auf den Spieß.

Erhitze 2 EL Olivenöl in einer Pfanne. Brate die Souvlaki-Spieße bei mittlerer Hitze von allen Seiten je 2 Minuten.

Richte die Spießchen auf einem Teller an. Verteile daneben den Feta mit der Marinade.

Würzige Moussaka mit Auberginen

Arbeitszeit: 90 Minuten
Schwierigkeit: leicht
Kalorien: 490 kcal

Zutaten:

Für 2 Portionen

- 2 Auberginen
- ½ Zitrone
- 3 EL Olivenöl
- 1 Zwiebel
- 100 g Rinderhackfleisch
- 200 g stückige Tomaten (aus der Dose)
- 40 ml Gemüsebrühe
- 2 Lorbeerblätter
- 1 TL getrockneter Oregano
- 50 g Gouda
- 1 Ei
- 50 g Sahne
- geriebene Muskatnuss
- Salz
- Pfeffer

Zubereitung:

Heize den Backofen auf 220°C vor. Lege ein Backblech mit Backpapier aus.

Wasche die Auberginen und schneide sie der Länge nach in 1 cm dicke Scheiben. Presse die Zitrone aus. Miss 1 EL Zitronensaft ab und vermische ihn mit 1 EL Olivenöl.

Verteile die Auberginenscheiben auf dem Backblech und bepinsle sie mit der Zitronen-Olivenöl-Mischung. Würze sie mit je einer Prise Salz und Pfeffer. Gib sie in den Ofen und backe sie 15 Minuten auf der mittleren Schiene. Nimm die Auberginen aus dem Ofen und schalte diesen auf 180°C herunter.

Schäle in der Zwischenzeit die Zwiebel und schneide sie in kleine Würfel. Erhitze 4 EL Olivenöl in einem Topf. Gib das Rindshackfleisch hinein und brate es kurz an. Gib die Zwiebel und Tomaten dazu und gieße sie mit der Brühe auf. Gib die Loorbeerblätter und den Oregano hinein. Lasse das Ganze 5 Minuten köcheln. Würze es mit Salz und Pfeffer und nimm die Loorbeerblätter wieder heraus.

Verrühre das Ei mit der Sahne in einer Schüssel. Reibe den Gouda grob und gib ihn dazu. Würze die Masse mit einer Prise Salz und geriebenem Muskat.

Fette die Auflaufform gut ein. Schichte einen Drittel der Auberginenscheiben und darüber die Hälfte der Hackfleischmasse ein. Lege eine weitere Schicht Auberginen darüber und verteile die restliche Hackfleischmasse darauf. Belege diese mit den restlichen Auberginen und verteile die Ei-Sahne-Sauce darüber. Gib die Moussaka in den Ofen und backe sie auf mittlerer Schiene 30 Minuten.

Dessert

Fruchtiger Curd mit Kokos und Himbeeren

Arbeitszeit: 90 Minuten
Schwierigkeit: leicht
Kalorien: 265 kcal

Zutaten:

Für 1 Portion

- 100 g Kokosmilch aus der Dose
- 2 Eier
- 1 EL Kokosmehl
- ½ TL Zimtpulver
- ½ TL gemahlene Vanille
- Salz
- 2 TL kalte Butter
- 50 g Himbeeren
- 1 TL Kokosraspel

Zubereitung:

Gib die Kokosmilch zusammen mit den Eiern in eine hitzebeständige Schüsse. Gieße 100 ml warmes Wasser auf und rühre alles zusammen mit dem Rührbesen. Gib Kokosmehl, Zimt, Vanille und eine Prise Salz hinzu. Verrühre alles zu einer glatten Masse.

Fülle einen Topf 1 cm hoch mit Wasser. Bringe das Wasser zum Kochen. Erhitze die Creme in der Schüssel 10 Minuten über dem Wasserbad. Rühre sie ununterbrochen, bis sie dickflüssig wird.

Nimm die Kokos-Ei-Masse vom Wasserbad. Rühre die kalte Butter gut ein. Gib das Curd auf eine kleine Schale und decke es mit Frischhaltefolie ab. Stelle sie über Nacht kalt.

Wasche die Himbeeren. Trockne sie und verteile sie auf der Creme. Garniere den Curd mit Kokosraspeln.

Fruchtige Frischkäse-Muffins

Arbeitszeit: 40 Minuten
Schwierigkeit: leicht
Kalorien: 90 kcal

Zutaten:

Für 6 Stück

Für den Boden:

- 50 g Butter
- 60 g Mandelmehl
- Salz

Für die Füllung:

- 1 kleine Zitrone
- ½ Orange
- 2 Eier
- 150 g Doppelrahmfrischkäse
- ½ TL Backpulver
- ½ TL gemahlene Vanille
- Rohzucker
- Salz

Zubereitung:

Heize den Backofen auf 160°C vor.

Schmelze die Butter. Gib das Mandelmehl und eine Prise Salz hinzu und verknete die Masse zu einem bröseligen Teig. Verteile den Teig auf den Muffinförmchen und drücke ihn fest. Backe den Teig auf mittlerer Schiene 10 Minuten.

Wasche in der Zwischenzeit die Zitrone und die Orange. Trockne sie und reibe die Schalen ab. Verrühre die Eier mit Frischkäse, Vanille, Backpulver und einer Prise Salz. Gib die Organgen- und Zitronenschale dazu und verrühre alles zu einer glatten Masse. Gib nach Belieben Rohzucker dazu.

Verteile die Masse auf den vorgebackenen Muffinböden. Backe sie auf der mittleren Schiene 20 Minuten. Nimm die Muffins aus dem Ofen und lasse sie auskühlen.

Selbstgemachte Schoko-Erdnussriegel

Arbeitszeit: 10 Minuten
Schwierigkeit: leicht
Kalorien: 150 kcal

Zutaten:

Für 4 Riegel

- 100 g Zartbitter-Schokolade
- 60 g gesalzene Erdnüsse
- 5 EL Erdnussbutter
- Rohzucker

Zubereitung:

Lege eine Auflaufform mit Backpapier aus. Hacke die Zartbitterschokolade fein. Löse sie in einer kleinen Schale über dem Wasserbad auf.

Hacke die Erdnüsse mit einem Messer grob. Rühre die Schokolade mit der Erdnussbutter glatt. Hebe die Erdnüsse unter, bis die Masse geschmeidig ist. Süße nach Belieben mit Rohzucker.

Fülle die Masse ein die Auflaufform. Streiche sie glatt und stelle sie im Kühlschrank mindestens 5 Stunden kalt.

Hebe den Schoko-Erdnuss-Block aus der Auflaufform und schneide ihn in vier Riegel.

VEGANE ERNÄHRUNG REZEPTE

Vorspeise

Leichter Linsensalat mit Pilzen und Karotten

Arbeitszeit: 40 Minuten
Schwierigkeit: leicht
Kalorien: 190 kcal

Zutaten:

Für 2 Portionen

- 100 g Belugalinsen
- 1 Bund Dill
- 1 Bund Schnittlauch
- 2 Frühlingszwiebeln
- 2 EL Apfelessig
- 2 TL scharfer Senf
- 3 EL Walnussöl
- 2 Karotten
- 1 Kohlrabi (ca. 150 g)
- 1 Romana-Salatherz
- 200 g braune Champignons
- 1 TL Salz
- Pfeffer

Zubereitung:

Bedecke die Belugalinsen in einem Topf mit Wasser und lasse sie bei mittlerer Hitze 20 Minuten garen. Gib 1 TL Salz hinzu und lasse die Linsen 5 Minuten weitergaren. Gieße sie in ein Sieb ab und lasse sie abtropfen.

Wasche die Frühlingszwiebeln, den Dill und den Schnittlauch und schüttle sie trocken. Zupfe die Dillspitzen ab und hacke sie fein. Schneide den Schnittlauch und die Frühlingszwiebeln in kleine Ringe.

Verrühre Essig und Senf mit 2 EL Walnussöl und schmecke das Dressing mit Salz und Pfeffer ab.

Schäle die Karotten und den Kohlrabi und schneide beides in kleine Würfel. Wasche den Romana-Salat. Schleudere ihn trocken und schneide ihn in Streifen. Putze die Pilze. Trockne sie und schneide sie in Scheiben.

Erhitze 1 EL Walnussöl und brate die Pilze darin an. Schmecke sie mit Salz und Pfeffer ab. Mische alles mit den Linsen und lasse das Ganze vor dem Anrichten kurz ziehen.

Leichter Spargelsalat mit Vinaigrette

Arbeitszeit: 30 Minuten
Schwierigkeit: leicht
Kalorien: 50 kcal

Zutaten:

Für 1 Portion

- 1 Knoblauchzehe
- 1 kleine Schalotte
- 1 EL Reisessig
- 1 TL helle Sojasauce
- 1 TL Rohzucker
- 1 TL Erdnussöl
- 1 TL geröstetes Sesamöl
- 400 g grüner Spargel
- Salz

Zubereitung:

Schäle den Knoblauch und die Schalotte und schneide beides in kleine Würfel. Verrühre Reisessig und Sojasauce so lange mit dem Zucker, bis er sich aufgelöst hat. Schlage die Öle unter und salze nach Geschmack. Gib den Knoblauch und die Schalotte dazu und mische die Vinaigrette.

Schneide die unteren Enden des Spargels ab und schäle ihn im unteren Drittel. Bringe in einem Topf ein wenig Wasser zum Kochen und setze einen Dämpfkorb hinein. Dämpfe die Spargel 5 Minuten, bis sie bissfest sind. Schrecke sie kurz ab.

Gieße die Vinaigrette über die lauwarmen Spargel und lasse sie 10 Minuten durchziehen.

Quinoasalat mit Tomaten und Kichererbsen

Arbeitszeit: 30 Minuten
Schwierigkeit: leicht
Kalorien: 140 kcal

Zutaten:

Für 2 Portionen

- 80 g Quinoa
- 2 TL Gemüsebrühe
- 2 Frühlingszwiebeln
- 2 Tomaten
- ½ Dose Kichererbsen (ca. 100 g Abtropfgewicht)
- ½ Limette
- 1 TL Essig
- 1 TL edelsüßes Paprikapulver
- 1 TL gemahlener Kreuzkümmel
- 1 TL Koriander
- 1 Knoblauchzehe
- 50 g grüne Oliven
- 1 EL Rapsöl
- Salz
- Pfeffer

Zubereitung:

Koche Quinoa mit 250 ml Wasser und der Gemüsebrühe in einem Topf auf und lasse sie zugedeckt bei mittlerer Hitze 15 Minuten garen, bis die Brühe komplett eingekocht ist. Nimm sie vom Herd und lasse sie abkühlen.

Putze die Frühlingszwiebeln. Wasche sie und schneide sie in dünne Ringe. Wasche die Tomaten und schneide sie in zwei Hälften. Entferne die Stielansätze und schneide die Hälften in Würfel. Gieße die Kichererbsen in ein Sieb ab. Brause sie mit kaltem Wasser ab und lasse sie abtropfen.

Presse die Limette aus. Verrühre den Saft mit Essig, Paprikapulver, Kreuzkümmel und Koriander. Schäle den Knoblauch, presse ihn und gib ihn dazu. Rühre das Rapsöl und schmecke das Dressing mit Salz und Pfeffer ab. Vermische es mit Quinoa, Kichererbsen, Tomaten und Frühlingszwiebel. Garniere das Ganze mit Oliven.

Suppe

Sommerliche Tomatensuppe mit Basilikum

Arbeitszeit: 35 Minuten
Schwierigkeit: leicht
Kalorien: 100 kcal

Zutaten:

Für 1 Portion

- 250 g Tomaten
- 30 g altbackenes Baguette
- 1 Knoblauchzehe
- 2 Stiele Basilikum
- 100 ml Gemüsefond
- 1 TL Olivenöl
- 1 TL Essig
- 1 TL Paprikapulver
- ½ TL gemahlener Kumin
- 1 rote Paprikaschote
- ¼ Salatgurke
- 2 Frühlingszwiebeln
- Salz
- Pfeffer

Zubereitung:

Entferne die Stielansätze der Tomaten. Überbrühe die Tomaten kurz. Häute sie, schneide sie in Hälften und entkerne sie. Schneide eine Tomate in kleine Würfel und stelle sie beiseite. Würfle die restlichen Tomaten grob.

Schneide die Brotrinde ab und weiche das Baguette 5 Minuten ein. Drücke das weiche Brot aus. Schäle den Knoblauch und hacke ihn fein. Wasche das Basilikum und trockne es. Stelle einige Blätter beiseite und hacke den Rest grob.

Gib die gehackten Tomaten gemeinsam mit dem Brot, gehacktem Basilikum, Knoblauch, Gemüsefond, Essig und Öl in einen Mixer und püriere sie fein. Würze das Püree mit Paprikapulver, Kumin, Salz und Pfeffer. Stelle es für 3 Stunden im Kühlschrank kalt.

Wasche die Paprikaschote vor dem Anrichten. Wasche sie und schneide sie in Hälften. Entkerne die Paprikaschote und schneide sie in kleine Würfel. Schäle die Gurke und würfle sie fein. Putze die Frühlingszwiebel und schneide sie in kleine Ringe.

Mische das Gemüse mit den Tomaten und schmecke sie mit Salz und Pfeffer ab. Fülle die kalte Suppe in einen tiefen Teller und gib die Gemüsemischung hinein. Garniere den Gazpacho mit Basilikum.

Blumenkohlsuppe mit Kartoffeln

Arbeitszeit: 30 Minuten
Schwierigkeit: leicht
Kalorien: 170 kcal

Zutaten:

Für 2 Portionen

- 250 g Blumenkohl
- 150 g festkochende Kartoffeln
- 1 kleine Zwiebel
- 1 Knoblauchzehe
- 2 EL Sonnenblumenöl
- 300 ml Gemüsebrühe
- 1 Stiel Petersilie
- 50 g Sojasahne
- 1 TL Senf
- 1 TL Kräuteressig
- geriebene Muskatnuss
- Salz
- Pfeffer

Zubereitung:

Putze den Blumenkohl. Wasche ihn und schneide den Strunk von den Röschen. Schäle die Kartoffeln und schneide sie in dünne Scheiben. Schäle die Zwiebel und den Knoblauch und schneide beides in kleine Würfel.

Erhitze in einem Topf 1 EL Sonnenblumenöl. Dünste darin die Zwiebel und die Hälfte des Knoblauchs an. Gib Blumenkohl, Kartoffeln und Gemüsebrühe dazu. Koche alles auf und lasse die Suppe bei mittlerer Hitze 15 Minuten köcheln.

Wasche in der Zwischenzeit die Petersilie und schüttle sie trocken. Zupfe die Blätter ab und schneide die Petersilie in dünne Streifen. Püriere sie mit dem restlichen Knoblauch und dem Sonnenblumenöl fein und schmecke sie mit Salz ab.

Püriere die Suppe mit dem Pürierstab. Rühre Senf, Essig und Sahne unter und schmecke die Suppe mit Salz, Pfeffer und Muskatnuss ab. Richte die Suppe in einem tiefen Teller an und beträufle sie mit Petersilienöl.

Veganes Kürbissüppchen mit Apfel und Walnuss

Arbeitszeit: 40 Minuten
Schwierigkeit: leicht
Kalorien: 240 kcal

Zutaten:

Für 2 Portionen

- 400 g Hokkaidokürbis
- 1 Zwiebel
- 1 kleine mehlig kochende Kartoffel
- ½ Karotte
- 20 g frischer Ingwer
- 1 Zweig Rosmarin
- ½ frische Chilischote
- 1 TL Sonnenblumenöl
- 1 Lorbeerblatt
- 300 ml Kokosmilch
- 1 Msp. Kurkumapulver
- 1 kleine Zitrone
- 1 Apfel
- 2 EL Walnusskerne
- 1 EL vegane Margarine
- Salz
- 1 TL Zucker

Zubereitung:

Wasche den Kürbis und putze ihn. Teile ihn in zwei Hälften und entkerne ihn. Schneide das Furchtfleisch mit der Schale in 3 cm große Würfel. Schäle die Zwiebel und schneide sie in vier Stücke. Schäle die Kartoffel und die Karotte. Schneide sie in 2 cm große Stücke. Schäle den Ingwer und schneide ihn grob. Wasche den Rosmarin und streife die Nadeln ab. Wasche die Chili. Putze sie und schneide sie in kleine Würfel.

Erhitze das Öl in einem Topf und brate das vorbereitete Gemüse und die Gewürze darin 5 Minuten bei mittlerer Hitze an. Lösche alles mit 0.7 Liter Wasser ab. Würze die Suppe mit Salz, gib ein Lorbeerblatt hinzu und koche alles auf. Lasse die Suppe zugedeckt bei mittlerer Hitze 20 Minuten köcheln.

Wasche in der Zwischenzeit die Zitrone. Trockne sie, reibe die Schale ab und presse den Saft aus. Wasche die Äpfel. Schneide sie in vier Stücke und entferne das Kerngehäuse. Schneide den Apfel in 1 cm große Würfel und beträufle ihn mit 1 EL Zitronensaft.

Schäle die Zwiebel und schneide sie in kleine Würfel. Hacke die Walnusskerne grob. Schmelze die vegane Margarine in einer Pfanne. Gib den Zucker dazu und karamellisiere ihn bei mittlerer Hitze. Gib die Walnüsse, die Apfelstücke und die Zwiebelwürfel dazu. Brate sie 1 Minute unter Rühren an. Lösche die Mischung mit 1 EL Wasser ab und koche sie kurz ein. Stelle sie beiseite.

Gib Kokosmilch und Kurkuma in die Suppe. Nimm das Lorbeerblatt heraus. Püriere die Suppe und würze sie mit Salz. Richte sie mit der Apfel-Einlage an und streue die Zitronenschale darüber.

Hauptgericht

Pizzaknödel mit Tomatensauce und Fenchel

Arbeitszeit: 40 Minuten
Schwierigkeit: leicht
Kalorien: 410 kcal

Zutaten:

Für 1 Portion

- 100 g Weißbrot
- 80 ml Sojamilch
- 2 EL Hefeflocken
- 1 TL Sojamehl
- 1 TL getrockneter Thymian
- 1 TL getrockneter Rosmarin
- 100 g Räuchertofu
- 80 g getrocknete Tomaten
- 1 kleine Zwiebel
- 1 EL Sonnenblumenöl
- 1 kleine Fenchelknolle
- 1 EL Olivenöl
- 30 g Pflanzensahne
- 100 g stückige Tomaten
- Salz
- Pfeffer
- Zucker

Zubereitung:

Schneide das Weißbrot in kleine Würfel. Gib Sojamilch, Sojamehl, Hefeflocken und 1 TL Salz hinzu. Vermenge alles zu einem Teig.

Wasche den Thymian und den Rosmarin. Hacke die Blättchen bzw. die Nadeln fein. Schneide die getrockneten Tomaten und den Räuchertofu in kleine Würfel. Schäle die Zwiebel und würfle sie fein.

Erhitze das Sonnenblumenöl und brate den Tofu darin 2 Minuten bei mittlerer Hitze an. Gib die Zwiebel und die Tomaten dazu und brate sie eine Minute mit. Gib sie mit den Kräutern zur Brotmasse und vermische alles.

Bringe in einem großen Topf Wasser zum Kochen. Forme aus der Brotmasse golfballgroße Knödel und gib sie in das kochende Wasser. Reduziere die Hitze und koche die Knödel bei geringer Hitze 10 Minuten, bis sie an die Oberfläche steigen.

Wasche in der Zwischenzeit den Fenchel. Putze ihn, schneide ihn in zwei Hälften und entferne den Strunk. Schneide die beiden Hälften in dünne Scheiben. Erhitze das Olivenöl in einer Pfanne und brate den Fenchel bei starker Hitze 1 Minute an. Gib die Pflanzensahne und die Tomaten dazu. Lasse die Sauce 10 Minuten bei geringer Hitze unter gelegentlichem Rühren köcheln.

Hebe die Knödel mit einem Löffel aus dem Wasser und lasse sie abtropfen. Würze die Sauce mit Salz, Pfeffer und wenig Zucker und serviere sie zu den Knödeln.

Couscous mit Feigen und Gemüseragout

Arbeitszeit: 25 Minuten
Schwierigkeit: leicht
Kalorien: 180 kcal

Zutaten:

Für 1 Portion

- 2 getrocknete Feigen
- 1 kleine rote Zwiebel
- ½ Zucchini
- ½ Stange Lauch
- 2 EL Olivenöl
- 1 EL Tomatenmark
- 70 ml Gemüsebrühe
- 1 EL Zitronensaft
- 1 TL gemahlener Kreuzkümmel
- 70 g Couscous
- 1 Zweig frische Minze
- Salz
- Pfeffer

Zubereitung:

Schneide die Feigen in kleine Würfel. Schäle die Zwiebel und hacke sie fein. Wasche die Zucchini und den Lauch, putze sie und schneide sie in dünne Streifen. Erhitze 1 EL Olivenöl in einem Topf und dünste alles zusammen bei schwacher Hitze 2 Minuten an. Gib Tomatenmark hinzu und gieße Brühe darüber. Gib den Zitronensaft und Kreuzkümmel dazu und schmecke mit Salz und Pfeffer ab. Gare das Gemüse bei schwacher Hitze 15 Minuten.

Koche in einem Topf Wasser auf und gib Salz und Olivenöl dazu. Sobald das Wasser kocht, nimm den Topf vom Herd und gib Couscous dazu. Wasche die Minze. Trockne sie und hacke sie grob.

Richte den Couscous mit dem Gemüse an und streue die Minze darüber.

Gebratener Tofu mit Tomaten und Champignons

Arbeitszeit: 25 Minuten
Schwierigkeit: leicht
Kalorien: 120 kcal

Zutaten:

Für 1 Portion

- 80 g Champignons
- 1 kleine Zwiebel
- 1 Knoblauchzehe
- 2 EL Olivenöl
- 1 TL getrockneter Oregano
- 100 ml Gemüsebrühe
- 1 Dose stückige Tomaten (ca. 200 g)
- 100 g Tofu
- Salz
- Pfeffer

Zubereitung:

Wasche die Champignons. Putze sie und schneide sie in Scheiben. Schäle die Zwiebel und schneide sie in kleine Würfel. Schäle den Knoblauch und zerdrücke ihn. Erhitze 1 EL Olivenöl in der Pfanne. Gib die Zwiebel und den Knoblauch hinein und brate sie glasig an.

Gib die Champignons und den Oregano dazu und brate sie mit. Gieße die Gemüsebrühe an und lasse sie bei starker Hitze fast komplett einkochen. Rühre die Tomaten ein. Schmecke das Tomatengemüse mit Salz und Pfeffer ab und lasse es 5 Minuten bei mittlerer Hitze köcheln.

Schneide den Tofu in Scheiben. Wende es in 1 EL Olivenöl und brate es in einer Pfanne beidseitig 5 Minuten an. Würze den Tofu mit Salz und Pfeffer und richte ihn mit dem Tomatengemüse an.

Dessert

Hausgemachte Raffaello

Arbeitszeit: 30 Minuten
Schwierigkeit: leicht
Kalorien: 630 kcal

Zutaten:

Für 10 Stücke

- ½ Dose Kokosmilch
- 40 g Kokosraspeln
- 2 EL Ahornsirup
- 10 Mandeln

Zubereitung:

Stelle die Kokosmilch über Nacht auf dem Kopf in den Kühlschrank. Schöpfe die Creme ab und stelle das Kokoswasser beiseite.

Gib den Ahornsirup zur Kokoscreme und vermische die beiden Zutaten gut. Forme die Masse zu Kugeln. Drücke jeweils eine Mandel in die Mitte und wälze die Masse in Kokosraspeln. Stelle die Raffaelo in den Kühlschrank und lasse sie über Nacht fest werden.

Brotknödel mit Sauerkirsch-Kompott

Arbeitszeit: 40 Minuten
Schwierigkeit: leicht
Kalorien: 210 kcal

Zutaten:

Für 2 Portionen

- 100 g altbackenes Weißbrot
- 120 ml Sojamilch
- 40 g Zucker
- 1 Packung Vanillezucker
- 1 EL Sojamehl
- ½ TL Backpulver
- ½ Glas Sauerkirschen (200 g Abtropfgewicht)
- 2 EL Zucker
- ½ Packung Vanillepuddingpulver
- 1 TL vegane Margarine
- 1 EL Zucker
- 1 Stängel Minze

Zubereitung:

Entrinde das Brot und schneide es in Würfel. Erwärme die Sojamilch und gieße sie über das Brot. Lasse es 10 Minuten einweichen.

Gib die Kirschen mit dem Zucker in einen Topf. Nimm 2 EL von der Flüssigkeit ab und rühre damit das Vanillepuddingpulver an. Koche die Kirschen auf und gib das Puddingpulver dazu. Bringe alles zum Kochen und lasse es bei schwacher Hitze 3 Minuten köcheln. Rühre dabei gelegentlich um.

Vermische das Brot mit Zucker, Vanillezucker, Sojamehl und Backpulver und knete die Zutaten zu einem Teig.

Koche in einem Topf reichlich Wasser auf. Forme aus dem Teig 4-5 golfballgroße Knödel und gib sie in den Topf. Lasse sie 15 Minuten bei schwacher Hitze zugedeckt kochen.

Schmelze die Margarine und den Zucker in einer Pfanne. Lege die Knödel mit einem Löffel in die Pfanne und karamellisiere ihn 5 Minuten bei mittlerer Hitze.

Wasche die Minze. Trockne sie und zupfe die Blätter ab. Serviere die Knödel mit dem Kirschkompott und garniere sie mit der Minze.

Fruchtiges Cocomisu mit Erdbeeren

Arbeitszeit: 15 Minuten
Schwierigkeit: leicht
Kalorien: 280 kcal

Zutaten:

Für 2 Portionen

- ½ Tasse frisch gebrühter Espresso
- ½ Vanilleschote
- 50 ml Reisdrink
- 50 g feste Kokoscreme
- 30 g Rohzucker
- 80 g vegane Kekse
- 100 ml kalte Sojasahne
- ½ Packung Sahnesteif
- 130 g Erdbeeren
- 2 EL Kakaopulver

Zubereitung:

Brühe den Espresso und lasse ihn abkühlen. Kratze die Vanilleschote aus und erhitze das Vanillemark mit dem Reisdrink, der Kokoscreme und dem Rohzucker unter Rühren. Wenn die Kokoscreme geschmolzen ist, nimm sie vom Herd und lasse sie abkühlen.

Zerbröckle die Kekse. Fülle sie in 2 Portionsförmchen und träufle je 1-2 EL Espresso darüber. Schlage die Sojasahne leicht schaumig. Gib Sahnesteif dazu und schlage die Sahne festschaumig auf. Hebe sie unter die Kokosmasse.

Verteile die Erdbeeren auf den Keksen und gib die Kokoscreme darüber. Lasse den Cocomisu über Nacht im Kühlschrank stehen. Bestäube ihn vor dem Anrichten mit Kakao.

VEGETARISCHE ERNÄHRUNG REZEPTE

Vorspeise

Würzige Käse-Zucchini-Päckchen

Arbeitszeit: 30 Minuten
Schwierigkeit: mittel
Kalorien: 130 kcal

Zutaten:

Für 1 Portion

- 250 g Zucchini
- 2 EL Olivenöl
- 100 g Ziegenkäserolle (ca. 5 cm Ø)
- 2 Zweige Thymian
- Salz
- Pfeffer
- Öl zum Bestreichen

Zubereitung:

Wasche die Zucchini. Putze sie und schneide sie längs in dünne Scheiben. Streue Salz darüber und lasse die Scheiben 10 Minuten ruhen. Tropfe die Zucchini mit Küchenpapier trocken.

Erhitze in einer Pfanne 1 EL Olivenöl. Brate die Zucchinischeiben beidseitig 2 Minuten, bis sie weich sind.

Schneide den Käse in ca. 2 cm breite Scheiben. Wasche den Thymian, trockne ihn und zupfe die Blättchen ab.

Lege je zwei Scheiben Zucchini über Kreuz aufeinander und setze eine Scheibe Ziegenkäse in die Mitte. Streue Thymian und Pfeffer darüber und beträufle die Scheiben mit Olivenöl.

Erhitze in einer Pfanne wenig Öl. Pinsle die Zucchini-Ziegenkäse-Päckchen mit dem restlichen Öl und gib sie in die Pfanne. Brate sie beidseitig 4-5 Minuten, bis der Käse ein wenig weich wird.

Hirse-Schafskäse-Taler

Arbeitszeit: 25 Minuten
Schwierigkeit: leicht
Kalorien: 210 kcal

Zutaten:

Für 2 Portionen

- 50 g Hirseflocken
- 50 ml heiße Gemüsebrühe
- 1 kleine Karotte
- 1 kleine rote Zwiebel
- 2 EL Olivenöl
- 20 g Sonnenblumenkerne
- 30 g Schafskäse (Feta)
- 2 Eiweiß
- 1 TL Senf
- 1 TL Zucker
- Salz
- Pfeffer

Zubereitung:

Übergieße die Hirseflocken mit heißer Gemüsebrühe und lasse sie quellen.

Schäle in der Zwischenzeit die Karotte und rasple sie. Schäle die Zwiebel und schneide sie in kleine Würfel. Hacke die Sonnenblumenkerne grob und zerbrösle den Käse.

Erhitze 1 EL Öl in einer Pfanne und dünste die Karotte und die Zwiebel darin an. Gib sie zusammen mit den Sonnenblumenkernen und dem Käse zur Hirse. Gib Eiweiß, Senf und Zucker hinzu und verarbeite alles zu einer festen Masse. Schmecke sie mit Salz und Pfeffer ab.

Forme aus der Masse 4 kleine Burger. Brate sie in der Pfanne im restlichen Öl beidseitig, bis sie sich goldbraun verfärbt haben.

Knusprige Mais-Frühlingszwiebel-Fritters

Arbeitszeit: 20 Minuten
Schwierigkeit: leicht
Kalorien: 355 kcal

Zutaten:

Für 1 Portion

- 2 Eier
- 100 ml Mineralwasser
- 1 Spritzer Limettensaft
- 130 g Mehl
- 1 TL Chiliflocken
- 0.5 TL Salz
- 4 Frühlingszwiebeln
- 1 Dose Mais (ca. 300 g)
- 4 El Olivenöl
- 150 g saure Sahne

Zubereitung:

Trenne die Eier und schlage die Eiweiße steif. Verquirle die Eigelbe mit Mineralwasser und Limettensaft. Vermische Mehl mit Chiliflocken und Salz und rühre es unter den Eischnee. Verrühre alles zu einem glatten Teig.

Putze die Frühlingszwiebeln und schneide sie in dünne Ringe. Gieße den Mais ab und lasse ihn abtropfen. Mische beides unter den Teig.

Erhitze das Olivenöl in einer Pfanne. Gib die Hälfte der Masse mit einem Löffel in die Pfanne und brate sie beidseitig 4 Minuten goldbraun. Lasse sie gut abtropfen.

Serviere die Fritters mit saurer Sahne und bestreue sie mit Chiliflocken.

Suppe

Cremige Erbsensuppe mit Koriander

Arbeitszeit: 20 Minuten
Schwierigkeit: leicht
Kalorien: 310 kcal

Zutaten:

Für 2 Portionen

- 450 g TK-Erbsen
- 1 Zwiebel
- 2 El Olivenöl
- 600 ml Gemüsebrühe
- 200 ml Schlagsahne
- 1 Bund Koriander

Zubereitung:

Schäle die Zwiebel und schneide sie in kleine Würfel. Erhitze Olivenöl in einer Pfanne und brate die Zwiebel darin glasig. Gib 300 g Erbsen dazu und lösche sie mit Gemüsebrühe ab. Würze die Suppe mit Salz und Pfeffer und lass sie zugedeckt 8 Minuten köcheln.

Wasche die Korianderzweige und tupfe sie trocken. Hacke sie grob und gib sie zusammen mit der Schlagsahne in die Pfanne. Püriere die Suppe mit einem Pürierstab und streiche sie durch ein Sieb.

Gib kurz vor dem Anrichten 150 g Erbsen dazu und erhitze die Suppe nochmals für 3 Minuten. Garniere sie mit Koriander und serviere sie warm.

Kürbis-Kokossuppe mit Ingwer

Arbeitszeit: 35 Minuten
Schwierigkeit: leicht
Kalorien: 310 kcal

Zutaten:

Für 1 Portion

- ½ Zwiebel
- 1 EL Olivenöl
- 1/8 Butternut Kürbis
- 2 Karotten
- ½ Kartoffel
- 1 TL Gemüsebrühe
- 1 cm Ingwer
- ½ Dose Kokosmilch
- 1 TL rote Currypaste

Zubereitung:

Schneide die Zwiebel in kleine Würfel. Schäle die Karotten und die Kartoffel und würfle sie klein. Wasche den Butternut Kürbis und putze ihn. Halbiere den Kürbis und entkerne ihn. Schneide das Fruchtfleisch in 2-3 cm große Würfel. Schäle den Ingwer und schneide ihn klein.

Erhitze Öl in der Pfanne und dünste die Zwiebel glasig an. Gib die Karotten, die Kartoffel und den Kürbis dazu und brate sie kurz mit. Gib den Ingwer in die Pfanne und schmecke das Gemüse mit Salz und Pfeffer ab. Gib Wasser hinzu, bis das Gemüse bedeckt ist. Gib die Gemüsebrühe und die Currypaste hinein. Füge Kokosmilch hinzu und lasse die Suppe 15-20 Minuten köcheln.

Püriere die Suppe mit einem Pürierstab. Gib je nach gewünschter Konsistenz noch etwas Wasser dazu.

Gemüsesuppe mit Kartoffeln und Sellerie

Arbeitszeit: 30 Minuten
Schwierigkeit: leicht
Kalorien: 210 kcal

Zutaten:

Für 1 Portion

- 1 kleine Karotte
- 100 g Kartoffeln
- 60 g Sellerie
- ½ Paprikaschote
- 40 g Lauchzwiebeln
- 200 ml Wasser
- ½ Zwiebel
- 10 g Butter
- ½ Gemüsebrühwürfel, n. B. auch 2
- 25 g Crème fraîche
- Salz
- Pfeffer
- Muskatnuss

Zubereitung

Schäle die Karotte, den Sellerie und die Kartoffeln und würfle sie klein. Lege die Hälfte der Kartoffeln beiseite. Wasche die Paprikaschote. Entkerne sie und schneide sie in kleine Würfel. Wasche die Lauchzwiebeln und schneide sie in dünne Ringe.

Erwärme in einem Topf Wasser mit wenig Salz. Gib das Gemüse hinein und gare es bissfest. Gieße es ab und fange das Kochwasser dabei auf.

Schäle die Zwiebel und würfle sie fein. Schmelze die Butter in dem Topf und dünste die Zwiebeln darin glasig an.

Anschließend in dem Topf die Butter schmelzen und darin die Zwiebeln glasig dünsten. Gib die andere Hälfte der Kartoffeln zu den Zwiebeln und gieße das aufgefangene Kochwasser darüber. Lasse die Suppe zugedeckt so lange kochen, bis die Kartoffeln gar sind.

Gib Crème fraîche und Salz, Pfeffer und Muskatnuss dazu. Püriere die Suppe mit dem Pürierstab, bis keine Gemüsestücke mehr vorhanden sind. Schmecke nochmals ab.

Richte die Suppe mit den gegarten Gemüsewürfeln an.

Hauptgericht

Reisnudeln mit Spinat-Tofu und Sesam

Arbeitszeit: 30 Minuten
Schwierigkeit: leicht
Kalorien: 180 kcal

Zutaten:

Für 1 Portion

- 80 g Reisnudeln
- 200 g TK-Blattspinat
- 8 Frühlingszwiebeln
- 25 g frischer Ingwer
- 1 Bund frischer Koriander
- 1 TL Sesamsamen
- Salz
- 150 g Räuchertofu
- 2 TL Rapsöl
- 2 EL Sojasauce
- 1 TL Sesamöl

Zubereitung:

Brich die Nudeln in 3 cm lange Stücke und weiche sie 10 Minuten in kaltem Wasser ein. Gare in der Zwischenzeit den Blattspinat nach Packungsangabe. Putze die Frühlingszwiebeln und wasche sie. Schneide sie in dünne Ringe.

Schäle den Ingwer und schneide ihn in dünne Stifte. Wasche den Koriander. Schüttle ihn trocken und hacke die Blätter. Röste die Sesamsamen kurz in einer Pfanne. Stelle sie beiseite.

Koche in einem Topf Salzwasser auf. Gib die Reisnudeln hinein und koche sie bei mittlerer Hitze 3 Minuten. Gieße sie in ein Sieb ab und lasse sie abtropfen.

Schneide den Tofu in Streifen. Erhitze 1 TL Rapsöl in einer großen Pfanne. Brate den Tofu darin beidseitig 2 Minuten an. Gib 1 EL Sojasauce dazu und rühre so lange, bis sie vollständig verdampft ist. Nimm die Tofu-Streifen heraus und stelle sie beiseite.

Erhitze das übrige Rapsöl in der Pfanne. Brate den Ingwer darin 1 Minute an und schiebe ihn an den Rand. Gib die Frühlingszwiebel dazu und brate sie 1 Minute mit. Gib den Blattspinat hinzu und brate ihn kurz mit. Rühre die übrige Sojasauce unter. Gib die Reisnudeln dazu und vermische alle Zutaten.

Richte die Nudeln und das Gemüse an. Träufle Sesamöl darüber und bestreue alles mit Koriander. Lege die Tofu-Streifen darüber.

Fenchel-Gratin mit Birnen

Arbeitszeit: 60 Minuten
Schwierigkeit: leicht
Kalorien: 230 kcal

Zutaten:

Für 2 Portionen

- 130 g Fenchel
- 250 g Birnen
- 1 El Zitronensaft
- Fett für die Form
- 2 kleine Eier
- 130 g Magerquark
- Muskatnuss
- Salz
- Pfeffer
- 80 g Gorgonzola

Zubereitung:

Bring in einem Topf Salzwasser zum Kochen. Putze den Fenchel. Lege das zarte Grün beiseite. Wasche die Knollen und hoble sie in Streifen. Gare sie 5 Minuten im kochenden Wasser vor. Gieße sie ab und lasse sie abtropfen.

Wasche die Birnen und schneide sie in vier Teile. Entkerne sie und schneide die Viertel quer in Scheiben. Träufle Zitronensaft darüber.

Fette eine Gratinform ein. Verteile die Fenchelstreifen und die Birnenscheiben darauf.

Trenne die Eier und schneide das Eiweiß steif. Verrühre Eigelb und Quark und würze kräftig mit Pfeffer und Muskat. Zerdrücke den Gorgonzola mit einer Gabel und mische ihn unter. Hebe den Eischnee unter. Gib die Eier-Quark-Masse gleichmäßig über die Fenchelstreifen und die Birnenscheiben.

Gib das Gratin in den Ofen und backe es bei 200°C 30 Minuten. Nimm das Gratin nach 15 heraus und decke es mit Alufolie ab. Backe es für weitere 15 Minuten. Lasse es etwas abkühlen und garniere es mit Fenchelgrün.

Bohneneintopf mit Gemüse und Erdnüssen

Arbeitszeit: 45 Minuten
Schwierigkeit: leicht
Kalorien: 310 kcal

Zutaten:

Für 1 Portion

- 40 g Erdnüsse
- 1 Frühlingszwiebel
- 1 Stange Sellerie
- 1 kleine Karotte
- 40 ml Erdnussöl
- 150 g passierte Tomaten
- 50 ml Gemüsebrühe
- 1 TL Thymian
- 200 g Kidneybohnen
- Salz
- Pfeffer
- etwas Tabascosauce
- ½ Bund Petersilie

Zubereitung:

Mahle 20 g Erdnüsse fein und stelle sie beiseite. Gib die restlichen Erdnüsse in eine Pfanne und röste sie.

Putze die Frühlingszwiebel und den Sellerie. Wasche sie und schneide sie in 1 cm dünne Ringe. Schäle die Kartoffeln. Wasche sie und würfle sie grob.

Erhitze Erdnussöl in einem Topf. Gib das Gemüse hinein und dünste es an. Streue die gemahlenen Erdnüsse darüber.

Gieße die Gemüsebrühe und die Tomaten darüber. Lasse alles kurz aufkochen. Würze das Gemüse mit Thymian und lasse ihn bei schwacher Hitze 20 Minuten köcheln.

Lasse die Kidneybohnen abtropfen und gib sie zum Gemüse. Koche sie 5 Minuten mit und schmecke den Eintopf mit Salz, Pfeffer und Tabasco ab.

Wasche die Petersilie und schüttle sie trocken. Hacke die Blättchen fein und streue die gerösteten Erdnüsse darüber.

Dessert

Wiener Rahmschmarrn

Arbeitszeit: 40 Minuten
Schwierigkeit: leicht
Kalorien: 310 kcal

Zutaten:

Für 1 Portion

- 1 EL Rosinen
- 20 ml Rum
- ¼ Becher Sauerrahm
- 1 großes Ei
- 2 EL Zucker
- 30 g Mehl
- ½ TL Backpulver
- 1 Prise Salz
- 1 EL Butter
- 1 EL Mandelblättchen
- etwas Puderzucker

Zubereitung:

Weiche die Rosinen in Rum ein und lasse sie 30 Minuten ziehen.

Heize den Backofen auf 180°C vor. Trenne das Ei. Gib das Eigelb mit 1 EL Zucker, Mehl und Backpulver in eine Schüssel und verrühre alles zu einem glatten Teig. Schlage das Eiweiß steif und hebe es behutsam unter den Teig.

Schmelze die Butter in einer Pfanne und streue die Mandelblättchen darüber. Gib den Teig hinein. Streue die Rosinen und den restlichen Zucker darüber. Backe den Teig 2 Minuten auf der Unterseite an. Backe ihn auf mittlerer Schiene 20 Minuten weiter.

Nimm die Pfanne aus dem Ofen und lasse den Teig etwas abkühlen. Schneide ihn in große Stücke und streue Puderzucker darüber.

Sahnige Quarktorte

Arbeitszeit: 30 Minuten
Schwierigkeit: leicht
Kalorien: 260 kcal

Zutaten:

Für 2 Portionen

- 250 ml kalter Kaffee
- 2 EL Milch
- 2 Becher Gelatine
- 150 g Quark
- 50 g Puderzucker
- 80 ml Schlagsahne
- 20 Stück Kekse
- 1 Eigelb
- 1 Schuss Rum
- Zucker
- Salz

Zubereitung:

Erhitze Milch in einem kleinen Topf und löse die Gelatine darin auf. Lasse sie abkühlen.

Trenne das Ei. Schlage das Eigelb mit Puderzucker schaumig. Rühre Quark und Zitronensaft ein. Gib die Gelatinemilch hinzu. Schlage die Sahne steif und rühre sie unter.

Lege einen kleinen Tortenformboden mit Backpapier aus. Mische in einer Tasse den Kaffee mit Rum und tränke die Kekse hinein. Lege sie auf den Boden. Verteile die Quark-Creme darauf und lege eine weitere Schicht Kekse darüber. Decke die Torte mit Alufolie ab und stelle sie für 5 Stunden in den Kühlschrank.

Johannisbeerkuchen mit Baiser

Arbeitszeit: 40 Minuten
Schwierigkeit: leicht
Kalorien: 210 kcal

Zutaten:

Für 2 Portionen

- 100 g Mehl
- 50 g Butter
- ½ Packung Vanillezucker
- ½ Packung Backpulver
- ½ Zitrone
- 50 g Puderzucker
- 150 g Johannisbeeren
- 1 Eigelb
- 1 Schuss Milch

Für das Baiser:

- 1 Eiweiß
- 40 g Zucker
- 40 g Johannisbeeren

Zubereitung:

Heize den Backofen auf 180°C vor.

Wasche die Zitrone, trockne sie ab und reibe die Schale ab. Trenne das Ei. Gib das Eigelb, Puderzucker, Vanillezucker, Butter, die geriebene Zitronenschale und wenig Milch in eine Schüssel und rühre die Zutaten schaumig.

Vermische in einer kleinen Schüssel Mehl mit Backpulver und hebe die Mischung in die schaumige Masse unter. Rühre sie zu einem glatten Teig.

Lege ein Backblech mit Backpapier aus. Streiche den Teig auf das Backblech und streue die Hälfte der Johannisbeeren darüber. Gib den Kuchen in den Ofen und backe ihn auf mittlerer Schiene 25 Minuten goldgelb. Nimm den Kuchen aus dem Ofen und lasse ihn auskühlen. Reduziere die Temperatur auf 150°C.

Schlage das Eiweiß steif. Hebe den Zucker unter und gib die restlichen Johannisbeeren unter Rühren hinein.

Streiche die Baisermasse auf den Kuchen. Gib das Backblech für 10 Minuten in den Ofen, bis sich das Baiser goldbraun verfärbt.

GLUTENFREIE ERNÄHRUNG REZEPTE

Vorspeise

Orangen-Gurken-Salat mit Garnelen

Arbeitszeit: 20 Minuten
Schwierigkeit: leicht
Kalorien: 180 kcal

Zutaten:

Für 1 Portion

- 1 Orange
- ½ Salatgurke
- 1 kleines Römersalatherz
- 1 Stiel Estragon
- ½ Limette
- 2 EL Olivenöl
- 150 g Garnelen
- Salz
- Pfeffer

Zubereitung:

Schneide die Orange in zwei Hälften und presse eine Hälfte aus. Schäle die andere Hälfte und schneide sie in Scheiben.

Schäle die Gurke und schneide sie in dünne Scheiben.

Wasche den Römersalat und schleudere ihn trocken. Schneide ihn in mittelgroße Stücke.

Wasche den Estragon und schüttle ihn trocken. Zupfe die Blättchen ab und hacke ihn. Gib ihn in eine Schüssel. Gib den Römersalat, die Gurke und die Orangenscheiben hinzu.

Presse die halbe Limette aus. Verrühre den Limettensaft und den Orangensaft in einer Schale. Gib Olivenöl hinzu und schmecke alles mit Salz und Pfeffer ab.

Schneide die Garnelen längs ein und entferne die Fäden. Spüle sie ab und tupfe sie trocken. Streue Pfeffer darüber.

Lege die Garnelen in eine Grillpfanne. Brate sie beidseitig 1 Minute an und würze sie mit Salz. Mische das Dressing unter den Salat und lege die Garnelen darüber.

Mini-Quiche mit Lauch

Arbeitszeit: 20 Minuten
Schwierigkeit: mittel
Kalorien: 240 kcal

Zutaten:

Für 1 Portion

- ½ Paket glutenfreier Blätterteig
- 1 Stange Lauch
- 50 g gekochter Schinken
- etwas Butter zum Einfetten
- 2 Eier
- 200 ml Sahne
- Salz
- Pfeffer
- Muskat

Zubereitung:

Nimm den Blätterteig aus dem Tiefkühler, taue ihn auf und stelle ihn beiseite.

Wasche den Lauch. Schneide ihn längs in zwei Hälften und schneide ihn in dünne Ringe. Streue Salz darüber und lasse den Lauch für 30 Minuten ziehen.

Würfle den Schinken fein. Gib den Lauch in das Sieb. Spüle ihn gründlich mit Wasser ab und lasse ihn abtropfen. Vermische ihn mit den Schinkenwürfeln.

Schneide einen Bogen Backpapier in Streifen. Fette eine Muffinform ein und lege sie mit den Streifen aus. Rolle den Blätterteig auf der Arbeitsfläche aus. Steche ihn mit einem breiten Glas aus.

Heize den Backofen auf 180°C vor.

Verrühre die Eier mit der Sahne in einer Schüssel. Würze sie mit Salz, Pfeffer und Muskat.

Lege die Blätterteigkreise in die Muffinform und drücke sie hinein. Befülle die Form mit der Lauch-Schinken-Mischung und gib die Eier-Sahne-Masse darüber.

Backe die Quiche auf mittlerer Schiene für 30 Minuten. Die Quiche schmecken auch kalt sehr gut.

Ei-Gemüsesalat mit Thunfischsauce

Arbeitszeit: 60 Minuten
Schwierigkeit: leicht
Kalorien: 340 kcal

Zutaten:

Für 2 Portionen

- 150 g festkochende Kartoffeln
- 1 Ei
- ¼ Zitrone
- 80 g Thunfisch aus der Dose
- 10 g Kapern
- 80 g Joghurt
- 40 g saure Sahne
- 1 EL Olivenöl
- 100 g Karotten
- 50 g tiefgekühlte Erbsen
- 50 g grüne Bohnen
- ½ rote Zwiebel
- Salz
- Pfeffer

Zubereitung:

Fülle einen Topf mit kaltem Salzwasser und lasse es aufkochen. Wasche die Kartoffeln gut, gib sie in den Topf und koche sie für 20-25 Minuten. Schrecke sie ab und stelle sie beiseite, bis sie ein wenig abgekühlt sind. Pelle sie und lasse sie gänzlich abkühlen.

Koche in einem kleinen Topf Wasser auf. Gib das Ei hinein und koche es 8-9 Minuten. Schrecke es ab und lasse es abkühlen.

Lasse den Thunfisch und die Kapern abtropfen und presse die Zitrone aus. Gib alle Zutaten in eine Schüssel und vermische sie mit saurer Sahne, Joghurt und Olivenöl. Püriere alles mit einem Pürierstab. Würze die Sauce mit Salz und Pfeffer und stelle sie kalt.

Koche in der Zwischenzeit in einem Topf Salzwasser auf. Schäle die Zwiebel und schneide sie in kleine Würfel. Wasche die Karotten und putze sie. Schneide sie in kleine Würfel und gib sie für 5 Minuten in das Wasser. Gib nach 3 Minuten die Erbsen und die Zwiebeln dazu. Gieße alles ab. Lasse das Gemüse gut abtropfen.

Koche in einem anderen Topf Salzwasser auf. Wasche die Bohnen und putze sie. Gib sie in den Topf und koche sie 8 Minuten. Lasse sie gut abtropfen.

Schneide die abgekühlten Kartoffeln in 1 cm große Würfel. Mische das Gemüse mit der Thunfisch-Sauce und schmecke es mit Salz, Pfeffer und Zitronensaft ab. Pelle das Ei und schneide es in Würfel. Streue es über den Salat und richte diesen warm an.

Suppe

Erfrischende Zucchini-Joghurt-Suppe

Arbeitszeit: 2 Stunden
Schwierigkeit: leicht
Kalorien: 150 kcal

Zutaten:

Für 2 Portionen

- 2 Zucchini
- ½ Stange Lauch
- 1 Knoblauchzehe
- 2 Stiele Salbei
- 1 Zweig Thymian
- 2 EL Olivenöl
- 300 ml Gemüsebrühe
- Salz
- Pfeffer
- 1 EL Sonnenblumenkerne
- 1 Messerspitze Paprikapulver
- 80 g Joghurt
- 1 TL Honig

Zubereitung:

Wasche die Zucchini. Trockne und schäle sie. Stelle eine Zucchini beiseite. Schneide die andere Zucchini in Würfel.

Wasche den Lauch und halbiere ihn der Länge nach. Schneide ihn quer in dünne Streifen.

Schäle den Knoblauch und schneide ihn in Würfel. Wasche den Thymian und die Salbei. Schüttle sie trocken und zupfe die Blättchen ab. Lege einige Salbeiblättchen beiseite und hacke die restlichen Kräuter fein.

Erhitze 1 EL Olivenöl in einem Topf. Gib die Zucchini, den Lauch, den Knoblauch und die Kräuter dazu und dünste sie an.

Gieße die Gemüsebrühe darüber und koche sie auf. Lasse das Gemüse zugedeckt bei mittlerer Hitze 15 Minuten köcheln. Nimm den Topf anschließend vom Herd.

Schneide in der Zwischenzeit die übrig gebliebene Zucchini in Scheiben. Erhitze 1 EL Öl in einer Pfanne und brate die Zucchini 4 Minuten bei mittlerer Hitze. Gib die

Salbeiblätter dazu und brate sie für eine Minute weiter. Würze die Zucchinischeiben mit Salz und Pfeffer. Nimm sie aus der Pfanne und stelle sie beiseite.

Röste die Sonnenblumenkerne in der Pfanne an, bis sie sich goldbraun verfärbt haben. Streue Paprikapulver darüber und lege sie auf einen Teller.

Püriere das fertige Gemüse in der Gemüsebrühe mit einem Pürierstab. Gib das Joghurt dazu und schmecke die Suppe mit Salz, Pfeffer und Honig ab. Püriere kurz weiter und stelle die Suppe mindestens eine Stunde kalt. Richte sie gemeinsam mit der Zucchini-Salbei-Mischung und den Sonnenblumenkernen an.

Cremige Spinat-Kartoffel-Suppe

Arbeitszeit: 50 Minuten
Schwierigkeit: leicht
Kalorien: 70 kcal

Zutaten:

Für 1 Portion

- 200 g frischer Spinat
- 1 große Kartoffel
- 250 ml Gemüsebrühe
- 25 g Butter
- Salz
- Pfeffer
- etwas Sauerrahm

Zubereitung:

Wasche den Spinat und putze ihn. Schäle die Kartoffel. Wasche sie und würfle sie grob.

Lasse die Butter in einem Topf schmelzen. Gib den Spinat und die Kartoffel dazu und dünste sie 5 Minuten.

Gib die Gemüsebrühe hinzu und koche sie 5 Minuten auf mittlerer Hitze. Reduziere die Hitze und lasse das Gemüse für 20 Minuten weiterköcheln, bis die Kartoffeln weich sind.

Stelle die Suppe beiseite und lasse sie kurz abkühlen. Gib sie in einen Mixer und mixe sie, bis eine cremige Masse entsteht.

Richte die Suppe in einem tiefen Teller an und verziere sie mit einem Esslöffel Sauerrahm.

Frische Kartoffel-Sellerie-Suppe

Arbeitszeit: 50 Minuten
Schwierigkeit: leicht
Kalorien: 70 kcal

Zutaten:

Für 1 Portion

- 1 kleine Selleriewurzel
- 2 kleine Karotten
- 2 Kartoffeln
- 2 Knoblauchzehen
- ½ rote Zwiebel
- 2 EL Olivenöl
- Petersilie
- 400 ml Gemüsebrühe
- Salz
- Pfeffer

Zubereitung:

Wasche die Selleriewurzel. Schäle sie und schneide die Mitte heraus. Schneide die Selleriewurzel in große Stücke. Wasche die Karotten und die Kartoffeln. Schäle sie und würfle sie grob.

Schäle die Zwiebel und schneide sie in kleine Würfel. Erhitze Olivenöl in einem Topf. Gib die Zwiebel hinein und dünste sie bei mittlerer Hitze 3 Minuten. Gib die Selleriewurzel, die Karotten und die Kartoffeln hinzu. Würze sie mit Salz und Pfeffer und dünste sie für 5 Minuten mit.

Gieße die Gemüsebrühe darüber und erhöhe die Hitze. Wenn die Suppe aufkocht, reduziere die Hitze wieder und lasse sie für 20 Minuten weiterköcheln.

Stelle den Topf beiseite und lasse das Gemüse ein wenig abkühlen. Püriere es mit einem Pürierstab, bis keine Klümpchen mehr vorhanden sind. Richte die Suppe in einem tiefen Teller an und bestreue sie mit frischer Petersilie.

Hauptgericht

Gebackene Reis-Pfanne mit Gemüse

Arbeitszeit: 50 Minuten
Schwierigkeit: leicht
Kalorien: 420 kcal

Zutaten:

Für 2 Portionen

- 100 g Kohlrabi
- 1 rote Paprikaschote
- 2 Karotten
- 10 Cherrytomaten
- 2 kleine Zwiebeln
- 1 Knoblauchzehe
- 2 EL Olivenöl
- 130 g Paella-Reis
- 1 TL scharfes Paprikapulver
- 400 ml Gemüsebrühe
- ½ Zitrone
- Salz
- Pfeffer
- 100 g fettarmes Joghurt
- 2 Frühlingszwiebeln

Zubereitung:

Heize den Backofen auf 180°C vor.

Wasche den Kohlrabi. Putze und schäle ihn. Schäle die Karotten und die Zwiebeln und schneide sie in Würfel. Schäle den Knoblauch und würfle ihn klein. Wasche die Paprikaschote. Schneide sie in vier Stücke und entkerne sie. Würfle sie grob. Wasche die Cherrytomaten.

Erhitze das Olivenöl in einer Pfanne. Gib die Zwiebeln und den Knoblauch hinein und dünste sie an, bis sie glasig werden. Gib Kohlrabi, Karotten und die Paprika dazu und dünste sie 2 Minuten mit.

Gib den Reis dazu und dünste ihn kurz mit. Gieße die Brühe darüber und bringe sie zum Kochen. Rühre um und würze alles mit Salz und Pfeffer.

Gib die Reispfanne in den Ofen und backe sie auf unterer Schiene. Nimm sie nach 10 Minuten kurz heraus und lege die Cherrytomaten darauf. Backe sie danach 10 Minuten weiter und nimm sie aus dem Backofen heraus.

Presse inzwischen die Zitrone aus und miss einen TL Zitronensaft ab. Verrühre ihn mit dem Joghurt und dem Paprikapulver.

Wasche die Frühlingszwiebeln und putze sie. Schneide sie in feine Ringe und streue sie über die Gemüse-Reis-Pfanne. Richte sie mit dem Paprikajoghurt an.

Cremige Champignons mit Kartoffeln

Arbeitszeit: 30 Minuten
Schwierigkeit: leicht
Kalorien: 240 kcal

Zutaten:

Für 1 Portion

- 150 g Kartoffeln
- 200 g Champignons
- 1 Schalotte
- 1 Stiel Estragon
- 2 EL Olivenöl
- 80 ml Gemüsebrühe
- 80 g saure Sahne
- 80 g Römersalat
- Salz
- Pfeffer

Zubereitung:

Schäle die Kartoffeln. Wasche sie und schneide sie in kleine Würfel. Putze die Champignons und würfle sie grob.

Putze die Schalotte und würfle sie sehr fein. Wasche den Estragon und schüttle ihn trocken. Zupfe die Blätter ab und schneide ihn.

Erhitze 1 El Olivenöl in einer großen Pfanne. Brate die Kartoffeln 10 Minuten unter Wenden und salze sie.

Erhitze das übrige Olivenöl in einer zweiten Pfanne. Gib die Schalotte hinein und dünste sie. Gib die Champignons dazu und brate sie mit, bis die Flüssigkeit gänzlich verdampft ist. Gieße die Gemüsebrühe darüber. Würze das Gemüse mit Salz und Pfeffer und lasse es für 4-5 Minuten köcheln. Gib die saure Sahne und den Estragon dazu und verrühre alles gut.

Putze den Salat und wasche ihn. Schüttle ihn trocken und schneide ihn in Streifen. Hebe ihn unter die Champignons und richte ihn zusammen mit den Kartoffeln an.

Putenschmorbraten mit Ratatouille

Arbeitszeit: 1 Stunde
Schwierigkeit: leicht
Kalorien: 220 kcal

Zutaten:

Für 1 Portion

- 250 g Putenbrustfilet
- 1 Zwiebel
- 1 Knoblauchzehe
- 1 kleine gelbe Paprikaschote
- ½ Aubergine
- ½ Zucchini
- 1 Tomate
- 1 kleine Zitrone
- 1 Zweig Thymian
- 2 EL Olivenöl
- 100 ml Gemüsebrühe
- ½ Bund Estragon
- Salz
- Pfeffer

Zubereitung:

Heize den Backofen auf 200°C vor.

Wasche die Putenbrust gründlich und trockne sie mit einem Küchentuch. Gib Salz und Pfeffer darüber. Schäle die Zwiebel und den Knoblauch und schneide sie in kleine Würfel.

Wasche die Aubergine. Entferne den Stielansatz und schneide sie in Scheiben. Wasche die Zucchini und schneide sie in Scheiben. Schneide die Paprikaschote in Hälften und entkerne sie. Wasche sie und schneide sie in dünne Streifen.

Erhitze in einem Topf Wasser. Gib die Tomaten in siedendes Wasser und koche sie kurz ab. Nimm sie heraus und schrecke sie ab. Halbiere die Zitrone und presse den Saft ab. Wasche den Thymian unter fließendem Wasser. Trockne ihn und zupfe die Blättchen ab.

Erhitze in einer Pfanne 1 EL Olivenöl. Gib die Putenbrust hinein und brate sie bei mittlerer Hitze auf beiden Seiten an. Nimm sie heraus und stelle sie beiseite.

Gib das restliche Olivenöl in die Pfanne. Gib den Knoblauch und die Zwiebel in die Pfanne und dünste sie bei mittlerer Hitze an, bis sie glasig sind. Gib die Tomate, die Aubergine, die Zucchini und die Paprika dazu und dünste sie für 3 Minuten mit.

Gieße die Gemüsebrühe darüber und gib den Thymian und Zitronensaft dazu. Gare das Gemüse unter Rühren bei mittlerer Hitze für 10 Minuten. Gib die Flüssigkeit in einen Bräter. Lege die Putenbrust darauf. Gib sie mit Alufolie bedeckt in den Backofen und backe sie 30 Minuten.

Nimm die Putenbrust aus dem Ofen. Wasche den Estragon und schüttle ihn trocken. Zupfe die Blättchen ab und hacke sie. Richte die Putenbrust mit dem Gemüse an und garniere sie mit Estragon.

Dessert

Schaumiger Mohnkuchen

Arbeitszeit: 60 Minuten
Schwierigkeit: leicht
Kalorien: 350 kcal

Zutaten:

Für 2 Portionen

- 3 Eier
- 90 g Zucker
- 90 g Butter
- 140 g gemahlener Mohn
- 30 g Schokoraspeln
- 30 ml Rum

Für die Glasur:

- 50 g Schokolade
- 1 TL Puderzucker
- 3 EL Sonnenblumenöl

Zubereitung:

Heize den Backofen auf 180°C vor.

Trenne die Eier. Gib das Eigelb, Zucker und weiche Butter in eine Schüssel und rühre alles schaumig. Gib Mohn, Schokoraspel und Rum dazu. Schlage Eiweiß steif und hebe ihn vorsichtig unter.

Lege ein Kuchenblech mit Backpapier aus und gib den Teig hinein. Backe ihn auf mittlerer Schiene 40 Minuten.

Schmelze in der Zwischenzeit Schokolade über einem Wasserbad. Gib Puderzucker und Sonnenblumenöl dazu und vermische beide Zutaten mit der Schokolade. Nimm den Mohnkuchen aus dem Backofen und überziehe ihn mit der Glasur. Lasse ihn abkühlen und richte ihn kalt an.

Erfrischendes Bananen-Zimt-Eis

Arbeitszeit: 30 Minuten
Schwierigkeit: leicht
Kalorien: 180 kcal

Zutaten:

Für 2 Portionen

- 1 große reife Banane
- ½ Orangen
- 1 Teelöffel Honig
- 1 Teelöffel gemahlener Zimt
- 100 ml Milch
- 60 g fettfreies Naturjoghurt
- 1 Messerspitze Salz

Zubereitung:

Heize den Backofen auf 170ºC vor.

Schäle die Banane und lege sie in eine hitzebeständige Form. Rasple die Orangenschale und stelle sie beiseite. Presse den Saft der Orange aus und gib ihn über die Banane.

Beträufle die Banane mit Honig und Zimt. Gib die Form in den Ofen und backe die Banane 20 Minuten auf mittlerer Schiene. Nimm sie aus dem Ofen und stelle sie zur Seite.

Gib die Banane mit dem Orangensaft und dem Honig in den Mixer. Gib Milch und Joghurt dazu und mixe alle Zutaten, bis eine schaumige Masse entstanden ist.

Gib die Orangenschale und Salz dazu. Gib die Creme in einen Behälter. Stelle sie für mindestens 3 Stunden in den Tiefkühler.

Gebackene Birnen mit Joghurt und Zimt

Arbeitszeit: 30 Minuten
Schwierigkeit: leicht
Kalorien: 170 kcal

Zutaten:

Für 2 Portionen

- 20 g Walnusskerne
- 2 kleine feste Birnen
- ½ Limette
- 2 TL Ahornsirup
- 100 g Joghurt
- gemahlener Zimt

Zubereitung:

Heize den Backofen auf 200°C vor.

Erhitze eine Pfanne auf mittlerer Stufe. Hacke die Walnüsse und röste sie, bis sie sich goldbraun verfärbt haben. Lege sie beiseite.

Wasche die Birnen und trockne sie. Schäle sie, schneide sie in zwei Hälften und entkerne sie.

Schneide 2 Bögen Backpapier auf etwa 25x30 cm zu. Lege sie nebeneinander auf ein Backblech.

Presse die Limette aus. Gib den Limettensaft zusammen mit 1 TL Ahornsirup in eine Schüssel. Gib die Walnüsse hinzu und verrühre alle Zutaten.

Setze je zwei Birnenhälften auf die Mitte des Backpapiers und beträufle sie mit der Walnuss-Sirup-Mischung.

Binde die Backpapierbögen an den beiden Enden wie Bonbons mit Garn zusammen. Verschließe sie gut.

Backe die Birnen 10 Minuten auf mittlerer Schiene.

Gib inzwischen Joghurt und Zimt in eine kleine Schüssel und verrühre die Zutaten gut.

Nimm die Birnen aus dem Backofen und setze sie auf einen Teller. Falte das Backpapier vorsichtig auseinander und träufle den restlichen Ahornsirup über die Birnen. Richte sie mit dem Joghurt an.

LOW CARB ERNÄHRUNG REZEPTE

Vorspeise

Low Carb Pizzarolle

Arbeitszeit: 40 Minuten
Schwierigkeit: leicht
Kalorien: 140 kcal

Zutaten:

Für 1 Portion

Für den Teig:

- 40 g Quark
- 1 Ei
- 40 g Käse, gerieben
- Salz

Für den Belag:

- 40 g Käse, gerieben
- Tomatensauce
- 30 g Schinken
- 1 Bund Rucola

Zubereitung:

Heize den Backofen auf 170°C vor.

Verrühre das Ei mit Quark und Käse in einer Schüssel und gib ein wenig Salz hinzu. Lege das Backblech mit Backpapier aus und gib die Masse darauf. Backe sie auf mittlerer Schiene für 15 Minuten.

Nimm den Boden aus dem Backofen. Belege ihn mit Tomatensauce und Schinken. Streue 40 g Käse darüber und schiebe das Backblech wieder in den Ofen, bis sich der Käse goldbraun verfärbt hat. Lasse die Pizza abkühlen. Garniere sie mit Rucola und rolle sie ein.

Low Carb Wrap mit Ei und Mozzarella

Arbeitszeit: 15 Minuten
Schwierigkeit: leicht
Kalorien: 140 kcal

Zutaten:

Für 1 Portion

Für den Teig:

- 1 kleines Ei
- 1 EL Olivenöl
- 50 g Mozzarella
- Salz
- Pfeffer
- etwas Basilikum
- etwas Petersilie

Für den Belag:

- 50 g Frischkäse
- 4 Scheiben Schinken
- 1 Blatt Eisbergsalat
- Paprikapulver, edelsüß

Zubereitung:

Heize den Backofen auf 180°C Umluft vor. Lege ein Backblech mit Backpapier aus und stelle es bereit.

Gib das Ei und Olivenöl in eine Schüssel. Würfle den Mozzarella fein und gib ihn dazu. Püriere alle Zutaten mit dem Pürierstab, bis keine Klümpchen mehr sichtbar sind. Würze die Masse mit Salz und Pfeffer und gib nach Bedarf Basilikum und Petersilie dazu. Gib sie auf das Backblech und verteile sie mit einem Esslöffel. Gib die Masse in den Backofen und backe sie 8 Minuten auf mittlerer Schiene. Öffne den Backofen nach 4 Minuten und steche mit einer Gabel Löcher in den Teig.

Nimm das Backblech aus dem Ofen. Schneide den Teig in zwei Stücke und lasse diese 5 Minuten auskühlen.

Verteile den Frischkäse auf beiden Stücken. Lege die Schinkenscheiben darauf. Wasche das Salatblatt, trockne es und lege es auf den Schinken. Würze es mit Paprikapulver und rolle es zusammen.

Gefüllte Avocadohälften

Arbeitszeit: 25 Minuten
Schwierigkeit: leicht
Kalorien: 290 kcal

Zutaten:

Für 1 Portion

- 1 reife Avocado
- 150 g Erdbeeren
- ½ reife Mango
- ½ kleine rote Chilischote
- ½ Lauchzwiebel
- 1 Stiel Minze
- ½ Zitrone
- Salz
- Pfeffer

Zubereitung:

Wasche die Erdbeeren. Schneide den Strunk ab und schneide sie in kleine Würfel. Schäle die Mango und würfle sie klein.

Wasche die Chilischote. Halbiere sie der Länge nach, entkerne sie und hacke sie fein. Wasche die Lauchzwiebel und schneide sie in dünne Ringe. Wasche die Minze und schüttle sie trocken. Zupfe die Blättchen ab und hacke sie fein. Presse den Zitronensaft aus.

Gib alle Zutaten in eine Salatschüssel und vermische sie behutsam. Schmecke die Salsa mit Salz, Pfeffer und Zitronensaft ab.

Halbiere die Avocado und löse den Kern. Fülle sie mit der Salsa und richte sie an.

Suppe

Französische Zwiebelsuppe

Arbeitszeit: 25 Minuten
Schwierigkeit: leicht
Kalorien: 50 kcal

Zutaten:

Für 2 Portionen

- 2 kleine Zwiebeln
- 20 g Butter
- 1 TL Mehl
- 125 ml Gemüsebrühe
- ½ TL Muskat
- Salz
- Pfeffer

Zubereitung:

Schäle die Zwiebel und würfle sie klein.

Zerlasse die Butter in einem Topf. Gib die Zwiebeln hinein und schwitze sie kurz an. Gib das Mehl dazu und schwitze die Zwiebeln weitere 2 Minuten ein, bis sie glasig sind.

Lösche die Zwiebeln mit der Brühe ab und lasse die Suppe für 20 Minuten köcheln. Würze sie mit Salz, Pfeffer und Muskatnuss und serviere sie warm.

Trüffel-Suppe

Arbeitszeit: 30 Minuten
Schwierigkeit: leicht
Kalorien: 220 kcal

Zutaten:

Für 1 Portion

- 1 kleine Schalotte
- 1 Stiel Zitronengras
- 2 Karotten
- 2 Kartoffeln
- 1 EL Olivenöl
- 250 ml Gemüsebrühe
- 1 Stiel Petersilie
- 50 ml Champagner
- 1 kleiner schwarzer Trüffel
- Salz
- Pfeffer

Zubereitung:

Wasche die Schalotte und das Zitronengras. Trockne sie und hacke sie fein. Schäle die Karotten und die Kartoffeln. Wasche sie und schneide sie in kleine Würfel.

Erhitze Öl in einem Topf und gib die Zutaten hinein. Dünste sie 5 Min an und würze sie mit Salz und Pfeffer.

Gieße die Gemüsebrühe darüber und gare das Ganze 20 Minuten. Wasche die Petersilie. Schüttle sie trocken und hacke sie fein. Gib die Hälfte in die Suppe. Gib Champagner hinzu und rühre um. Richte die Suppe in einem tiefen Teller an. Streue Petersilie darüber und hoble Trüffel darüber.

Kartoffelsuppe mit Clementinen

Arbeitszeit: 40 Minuten
Schwierigkeit: leicht
Kalorien: 125

Zutaten:

Für 1 Portion

- 150 g Karotten
- 2 kleine Clementinen
- 1 kleine Zwiebel
- 30 g Ingwer
- 1 EL Olivenöl
- 1 TL Honig
- 250 ml Gemüsebrühe
- Salz
- Pfeffer

Zubereitung:

Schäle die Karotten und schneide sie in Scheiben. Schneide eine Clementine in Hälften und presse sie aus. Schäle die andere. Filetiere sie und fange den Saft auf. Schäle die Zwiebel und hacke sie fein. Schäle den Ingwer und schneide ihn in kleine Stücke.

Erhitze Olivenöl in einer Pfanne. Gib die Zwiebel und den Ingwer hinein und brate sie kurz an. Gib die Karotten und Honig dazu und dünste die Zutaten 5 Minuten. Gieße die Gemüsebrühe darüber und lasse alles 20 Minuten köcheln. Würze die Suppe mit Salz und Pfeffer und gib den Saft der Clementine dazu. Richte die Suppe mit den Fruchtfilets an.

Hauptgericht

Gegrilltes Hähnchen mit Minz-Dip

Arbeitszeit: 45 Minuten
Schwierigkeit: Leicht
Kalorien: 390 kcal

Zutaten:

Für 1 Portion

- 1 Hähnchenfilet (ca. 150 g)
- 1 TL mittelscharfer Senf
- 1 TL Sojasauce
- 1 TL flüssiger Honig
- 2 TL Zitronensaft
- 3 EL Olivenöl
- 75 g TK-Erbsen
- 1 Stiel Minze
- 1 Knoblauchzehe
- 1 EL Joghurt
- Salz
- Pfeffer
- Zucker

Zubereitung:

Wasche das Hähnchenfilet und trockne es gut. Verrühre Senf, Sojasauce, 1 TL Zitronensaft und 1 EL Olivenöl zu einer Marinade. Würze sie mit Salz und Pfeffer.

Gib das Hähnchenfleisch in eine Auflaufform und vermische es mit der Marinade. Lasse das Fleisch mindestens 30 Minuten ziehen.

Koche in einem Topf 1 L Salzwasser auf. Gib die Erbsen hinein und gare sie 2 Minuten. Gieße sie in ein Sieb ab. Schrecke sie ab und lasse sie abtropfen.

Wasche die Minze. Schüttle sie trocken und zupfe die Blätter ab. Schäle den Knoblauch und würfle ihn. Gib beides zusammen mit den Erbsen in eine Schüssel und püriere sie fein. Gib Joghurt und den restlichen Zitronensaft hinzu und verrühre die Masse gut. Würze sie kräftig mit Salz, Pfeffer und einer Prise Zucker.

Erhitze 2 El Olivenöl in einer Pfanne. Gib das Hähnchenfilet hinein und brate es unter Wenden 10 Minuten. Bestreiche es zwischendurch mit der Marinade. Richte das Hähnchen mit dem Minz-Dip auf einem Teller an.

Scharfe Süßkartoffel-Burger

Arbeitszeit: 40 Minuten
Schwierigkeit: leicht
Kalorien: 380 kcal

Zutaten:

Für 1 Portion

- 300 g Süßkartoffeln
- 1 EL Olivenöl
- 1 TL scharfes Paprikapulver
- 1 Knoblauchzehe
- ½ reife Avocado
- 1 TL Vollmilchjoghurt
- 1 TL Limettensaft
- ½ TL Wasabipaste
- 1 kleine rote Zwiebel
- 100 g gemischtes Hackfleisch
- 1 TL Senf
- 2 EL Olivenöl
- 1 TL Tomatenmark
- 1 kleine Tomate
- ½ Bund Rucola
- Salz
- Pfeffer

Zubereitung:

Heize den Backofen auf 180°C vor. Lege ein Backblech mit Backpapier aus.

Schäle die Süßkartoffeln. Wasche sie und schneide sie in 1 cm dicke Scheiben. Gib Olivenöl und Paprikapulver in eine Schüssel und verrühre die Zutaten gut. Gib die Süßkartoffeln hinein und mariniere sie. Verteile sie anschließend auf dem Backblech und backe sie 20-25 Minuten auf mittlerer Schiene.

Schäle in der Zwischenzeit den Knoblauch. Hacke ihn fein und gib ihn in eine Schüssel. Löse das Fruchtfleisch aus der Avocado und gib es dazu. Gib Jogurt, 1 EL Wasser, Limettensaft und Wasabi hinzu und püriere die Zutaten mit dem Pürierstab. Würze sie mit Salz und Pfeffer.

Schäle die Zwiebel und würfle die Hälfte fein. Verknete sie mit dem Hackfleisch, dem Senf und dem Tomatenmark. Würze die Masse kräftig mit Salz und Pfeffer und forme sie zu zwei Burgerpatties. Erhitze Olivenöl in einer Pfanne und brate die Burger 5-6 Minuten von beiden Seiten.

Nimm in der Zwischenzeit die Süßkartoffeln aus dem Ofen. Streue Salz darüber und stelle sie beiseite. Schneide die andere Zwiebelhälfte in dünne Ringe. Wasche die Tomaten und schneide sie in Scheiben. Wasche den Rucola und schüttle ihn trocken. Belege jeweils eine Süßkartoffelscheibe mit Patties, Tomaten, Zwiebel und Rucola. Gib etwas Wasabi-Avocado-Sauce darüber und belege den Burger mit einer weiteren Süßkartoffelscheibe.

Hähnchenfilet mit Zucchini-Nudeln

Arbeitszeit: 30 Minuten
Schwierigkeit: leicht
Kalorien: 480 kcal

Zutaten:

Für 1 Portion

- 1 Knoblauchzehe
- 1 kleine Zwiebel
- 125 g Zucchini
- 50 g Feta
- 1 Hähnchenfilet (ca. 150 g)
- 2 EL Mandelblättchen
- 3 EL Olivenöl
- Salz
- Pfeffer
- 2 EL Zitronensaft

Zubereitung:

Schäle den Knoblauch und hacke ihn fein. Schäle die Zwiebel und schneide sie in kleine Würfel. Wasche die Zucchini. Putze sie und schneide sie mit einem Spiralschneider zu Spaghetti. Zerbröckle den Feta. Wasche das Hähnchen gründlich und trockne es gut.

Erhitze eine beschichtete Pfanne. Gib die Mandelblättchen hinein und röste sie goldbraun. Nimm sie heraus und stelle sie beiseite. Erhitze 2 EL Olivenöl in der Pfanne. Gib das Hähnchen in die Pfanne und brate es bei mittlerer Hitze 10 Minuten. Wende es zwischendurch. Würze das Fleisch mit Salz und Pfeffer und stelle es beiseite.

Erhitze das restliche Olivenöl im Bratfett. Gib den Knoblauch und die Zwiebel hinein und dünste sie für 1 Minute. Gib die Zucchini dazu und brate sie unter Wenden 3-4 Minuten an. Schmecke sie mit Salz und Pfeffer ab und gib Zitronensaft dazu. Serviere die Zucchini-Spaghetti mit dem Hähnchen und dem Feta an und streue die Mandelplättchen darüber.

Dessert

Leckere Schokoladebrownies

Arbeitszeit: 30 Minuten
Schwierigkeit: leicht
Kalorien: 160 kcal

Zutaten:

Für 12 Stücke

- 4 Eier
- 100 g Zucker
- 100 g Kokosöl
- 80 g Bitterschokolade
- 30 g Kakao
- 100 g Mandelmehl
- 1 TL Backpulver
- Butter zum Einfetten

Zubereitung:

Heize den Backofen auf 180°C vor. Lege eine Backform mit Backpapier aus und fette sie ein.

Gib die Eier und den Zucker in eine Schüssel und verrühre sie miteinander. Gib flüssiges Kokosöl und Kakao dazu und rühre sie unter.

Koche in einem Topf etwas Wasser auf. Schmelze die Schokolade über dem Wasserbad. Gib sie zur Ei-Kakao-Masse und verrühre gut miteinander. Gib Mandelmehl und Backpulver hinzu und verrühre alles gut. Verteile den Schokoladeteig auf der Backform und backe ihn auf mittlerer Schiene für 15 Minuten.

Nimm den Schokoladenkuchen aus dem Ofen. Lasse ihn kurz abkühlen und schneide ihn in 12 Stücke.

Bounty-Quark

Arbeitszeit: 15 Minuten
Schwierigkeit: leicht
Kalorien: 310 kcal

Zutaten:

Für 1 Portion

- 100 g Schlagsahne
- 100 g Magerquark
- 20 g Kokosraspel
- 1 TL Kokosöl
- 25 g Zartbitterschokolade
- 1 EL Zucker
- Vanilleextrakt

Zubereitung:

Gib die Sahne in eine Schüssel und schlage sie steif.

Gib den Magerquark mit Zucker und Vanilleextrakt in eine weitere Schüssel und verrühre alles miteinander. Gib die Kokosraspel hinzu und rühre sie unter. Hebe die Schlagsahne vorsichtig unter.
Koche etwas Wasser in einem Topf auf. Brich die Schokolade in Stücke und lasse sie über dem Wasserbad schmelzen. Gib das Kokosöl dazu und verrühre es gut mit der Schokolade, bis keine Klümpchen mehr sichtbar sind.

Fülle den Kokosquark und die flüssige Schokolade abwechselnd in ein Glas. Bestreue sie mit gehackter Schokolade und Kokosraspeln. Stelle den Quark für mindestens 1 Stunde im Kühlschrank kalt.

Nussecken mit Schokolade

Arbeitszeit: 40 Minuten
Schwierigkeit: Mittel
Kalorien: 240 kcal

Zutaten:

Für 9 Stück

- 50 g Mandelmehl
- 80 g gemahlene Mandeln
- 50 g gehackte Haselnüsse
- 30 g gehackte Walnüsse
- 40 g Zucker
- 90 g Butter
- 1 Ei
- 1 Eiweiß
- 1 TL Backpulver
- Vanilleextrakt
- 2 EL Marmelade
- 30 g Zartbitterschokolade

Zubereitung:

Verrühre das Ei mit 20 g Zucker und etwas Vanilleextrakt in einer Schüssel. Gib Mandelmehr, Backpulver, 30 g gemahlene Mandeln und 40 g Butter dazu. Verknete die Zutaten zu einem Teig und stelle ihn für 30 Minuten im Kühlschrank kalt.

Heize den Backofen auf 180°C vor.

Walle den Nussteig auf Backpapier dünn aus und hebe ihn behutsam auf das Backblech. Bestreiche ihn mit Marmelade.

Schmelze für den Belag 50 g Butter und gib ihn in eine Schüssel. Gib gehackte Nüsse, 20 g Zucker und 50 g gemahlene Mandeln dazu und vermenge alles gut miteinander.

Verteile die Masse auf dem Nussboden und verstreiche sie. Gib die Masse in den Ofen und backe sie auf mittlerer Schiene für 25 Minuten goldbraun.

Nimm sie aus dem Ofen und lass sie abkühlen. Schneide die Ränder gerade ab und teile den Teig in 9 Ecken. Schneide sie dazu in Quadrate und halbiere diese über die Ecken.

Koche in einem Topf etwas Wasser auf. Schmelze die Schokolade über dem Wasserbad. Tauche die spitzen Ecken in die Schokolade und lege sie zum Trocknen auf Backpapier.

BOWLS REZEPTE

Vorspeise

Mai Buddha Bowl

Arbeitszeit: 15 Minuten
Schwierigkeit: leicht
Kalorien: 170 kcal

Zutaten:

Für 1 Portion

- 1 Tomate
- 1 kleine Salatgurke
- 2 Radieschen
- 1 Stange Frühlingszwiebeln
- 70 g saure Sahne
- 40 g Räucherlachs
- Salz
- Pfeffer
- etwas Rosmarin

Zubereitung:

Wasche die Frühlingszwiebeln und putze sie. Wasche die Tomate und entferne den Stielansatz. Halbiere die Gurke der Länge nach. Wasche die Radieschen und schneide die Wurzeln ab.

Würfle die Tomate, die Gurke und die Radieschen grob. Schneide die Frühlingszwiebel in feine Ringe. Gib das Gemüse in eine Schale.

Gib saure Sahne und Räucherlachs in einen Mixer und püriere sie. Würze den Dip mit Salz und Pfeffer und verfeinere ihn mit Rosmarin. Tunke die Gemüsestücke einzeln in den Dip.

Sommer-Bowl

Arbeitszeit: 25 Minuten
Schwierigkeit: leicht
Kalorien: 290

Zutaten:

Für 1 Portion

- 200 Gramm Kartoffeln
- 1 TL Olivenöl
- 1 TL Zitronensaft
- 1 TL Essig
- 1 TL Senf
- 150 Gramm Erbsen
- 2 Radieschen
- 50 Gramm Babyspinat
- ½ Knoblauchzehen
- 2 EL Olivenöl
- Salz
- Pfeffer
- Bratöl

Zubereitung:

Bringe in einem Topf Salzwasser zum Kochen. Wasche die Kartoffeln gründlich und koche sie 10 Minuten. Stelle sie beiseite und lasse sie abkühlen.

Gib Olivenöl, Zitronensaft, Essig und Senf in eine Schüssel und vermische die Zutaten gut.

Pule die Erbsen. Wasche die Radieschen und schneide sie in dünne Scheiben. Vermische sie mit dem Babyspinat.

Schäle den Knoblauch und schneide ihn in kleine Würfel. Schneide die Kartoffeln in dicke Scheiben. Erhitze Bratöl in einer Pfanne. Gib die Kartoffeln hinein und brate sie beidseitig knusprig an. Gib den Knoblauch dazu und röste ihn kurz mit. Würze die Kartoffeln mit Salz und Pfeffer und lasse sie auskühlen. Vermische sie mit dem Salat und gib das Dressing darüber.

Hummus-Bowl mit knackigem Salat

Arbeitszeit: 20 Minuten
Schwierigkeit: leicht
Kalorien: 130 kcal

Zutaten:

Für 1 Portion

- 50 g Hummus
- ¼ Avocado
- 1 Karotte
- ¼ Kopf Salat nach Wahl
- ½ Gurke
- ½ rote Paprikaschote

Zubereitung:

Verstreiche den Hummus in einer Schale. Wasche den Salat und schneide ihn in mundgerechte Stücke.

Schäle die Karotte und würfle sie fein. Viertle die Avocado, löse den Kern heraus und schneide das Fruchtfleisch klein. Schäle die Gurke und würfle sie fein. Wasche die Paprika. Entkerne sie und würfle sie fein.

Gib alle Zutaten in die Bowl und schichte sie nebeneinander.

Suppe

Grüne Suppe mit Erbsen und Keimpflanzen

Arbeitszeit: 15 Minuten
Schwierigkeit: leicht
Kalorien: 110 kcal

Zutaten:

Für 1 Portion

Für die Croûtons:

- 2 Scheiben Ciabatta vom Vortag
- 1 EL Olivenöl
- ½ TL Salz

Für die Suppe:

- 150 g Gurke
- 60 g Zucchini
- 40 g Erbsen frisch oder tiefgekühlt
- 15 g Petersilie
- 1 Frühlingszwiebel
- 1 Knoblauchzehe
- 2 EL Olivenöl
- 2 EL Apfelessig
- 1 TL Salz
- 1 TL Zucker
- 2 EL Keimpflanzen
- Eiswürfel

Für das Topping:

- 50 g Gurke
- 2 EL Keimpflanzen
- 1 EL Sojajoghurt
- 1 EL Olivenöl

Zubereitung:

Schneide das Ciabatta in 2 cm große Würfel. Erhitze Olivenöl in einer Pfanne. Gib das Brot hinein und röste es bei mittlerer Hitze 5 Minuten. Rühre dabei gelegentlich um. Salze das Brot und stelle es beiseite.

Schäle die Gurke und die Zucchini und wasche sie. Pule die Erbsen. Wasche die Frühlingszwiebel und schneide sie in dünne Ringe. Würfle den Knoblauch fein. Gib alle Zutaten in den Mixer. Gib Petersilie, Apfelessig und Keimpflanzen hinzu. Würze mit Salz und Zucker, gib 3-4 Eiswürfel dazu und püriere alles fein.

Schäle die Gurke für das Topping. Wasche sie und würfle sie fein. Gib die Suppe in eine Schale. Garniere sie mit Gurken, Keimpflanzen, Sojajoghurt, Olivenöl und Croûtons und serviere sie kalt.

Erbsen-Grünkohlsuppe mit Chili-Limetten-Popcorn

Arbeitszeit: 25 Minuten
Schwierigkeit: leicht
Kalorien: 130 kcal

Zutaten:

Für 1 Portion

Für die Erbsen-Grünkohlsuppe:

- 1 kleine Zwiebel
- 2 EL Olivenöl
- 100 g Grünkohl
- 100 g TK-Erbsen
- 500 ml Gemüsebrühe
- 120 ml Kokosmilch
- Salz
- Pfeffer

Für das Chili-Limetten-Popcorn:

- 2 TL Limettenzesten
- ½ grüne Chili
- 2 EL Rapsöl
- 30 g Popcornmais
- 1 EL Limettensaft
- ½ TL Salz

Zubereitung:

Schäle die Zwiebel und schneide sie in kleine Würfel. Erhitze in einem Topf Olivenöl und dünste die Zwiebeln 5 Minuten an.

Wasche den Grünkohl und hacke ihn grob. Pule die Erbsen. Gib sie zusammen mit dem Grünkohl in den Topf und brate sie für 2 Minuten mit. Gieße die Gemüsebrühe darüber und lasse das Gemüse 15 Minuten köcheln. Nimm es vom Herd und lasse es ein wenig auskühlen.

Gib das Gemüse in einen Mixer. Gib Kokosmilch dazu und püriere alles so lange, bis keine Klümpchen mehr sichtbar sind. Würze die Suppe mit Salz und Pfeffer.

Erhitze Rapsöl in einem Topf. Gib Popcornmais hinein und brate es zugedeckt bei mittlerer Hitze. Wenn die Maiskörner anfangen aufzuplatzen, nimm den Topf vom Herd und schüttle ihn. Wiederhole dies, bis alle Maiskörner aufgeplatzt sind und keine Geräusche mehr aus dem Topf zu hören sind. Gib die Limettenzesten, Limettensaft, Chili und Salz dazu. Garniere die Suppe mit dem gewürzten Popcorn.

Cremige Lauchsuppe mit Kräutern

Arbeitszeit: 25 Minuten
Schwierigkeit: leicht
Kalorien: 130 kcal

Zutaten:

Für 1 Portion

- 2 kleine Kartoffeln
- ½ Lauch
- 1 kleine Zwiebel
- 2 EL Olivenöl
- 1 Knoblauchzehe
- 500 ml Gemüsebrühe
- 2 EL Weißwein
- ½ TL Majoran
- 1 TL gemahlener Kümmel
- Salz
- Pfeffer

Zubereitung:

Schäle die Kartoffeln und schneide sie in Würfel. Putze den Lauch und schneide ihn in Ringe. Schäle die Zwiebel und den Knoblauch und hacke sie fein.

Erhitze in einem Topf Olivenöl. Gib das Gemüse hinein und gare es zugedeckt 5 Minuten bei mittlerer Hitze.

Gieße Gemüsebrühe und Weißwein darüber und reduziere die Temperatur. Gib Majoran und Kümmel dazu und lasse die Suppe 15 Minuten köcheln.

Nimm die Suppe vom Herd und püriere sie mit dem Pürierstab, bis keine Klümpchen mehr sichtbar sind. Würze sie mit Salz und Pfeffer und richte sie in einer Bowl an.

Hauptgericht

Power-Bowl mit Couscous

Arbeitszeit: 35 Minuten
Schwierigkeit: leicht
Kalorien: 390 kcal

Zutaten:

Für 1 Portion

- 100 ml Röstpaprika
- ½ Knoblauchzehe
- ½ Limette
- 15 g gemahlene Mandeln
- 2 EL Olivenöl
- 150 g Hähnchenfilet
- 50 g Couscous
- 25 g Blattspinat
- ½ Zucchini
- 70 g Kirschtomaten
- 50 g Feta
- 10 g Walnusskerne
- 25 g entsteinte schwarze Oliven
- Salz
- Pfeffer

Zubereitung:

Gieße die Paprika in ein Sieb und lasse sie abtropfen. Schäle den Knoblauch und hacke ihn fein. Gib Paprika, Knoblauch, Mandeln und 1 EL Olivenöl in einen hohen Rührbecher. Presse die Limette aus und gib den Limettensaft dazu. Püriere die Zutaten mit einem Stabmixer fein und schmecke die Sauce mit Salz und Pfeffer ab.

Spüle das Hähnchen ab. Trockne es und würze es mit Salz und Pfeffer. Erhitze 1 EL Olivenöl in einer Pfanne und brate das Hähnchenfilet beidseitig kräftig an. Reduziere die Temperatur und brate das Fleisch weitere 10 Minuten unter Wenden. Nimm es aus der Pfanne und stelle es beiseite.

Koche in der Zwischenzeit 250 ml Salzwasser auf. Wenn das Wasser anfängt zu kochen, nimm den Topf vom Herd und gib Couscous hinein.

Wasche den Spinat und lasse ihn abtropfen. Wasche die Zucchini. Schäle sie und reibe sie grob. Wasche die Kirschtomaten und schneide sie in Hälften. Zerbrösle den Feta grob und hacke die Walnüsse.

Lockere Couscous mit einer Gabel auf und schneide das Hähnchen in Stücke. Gib Couscous und Hähnchen in eine Bowl. Gib Kirschtomaten, Spinat, Zucchini, Feta, Oliven, Fleisch und Walnüsse hinzu. Träufle etwas Sauce darüber. Serviere die restliche Sauce dazu.

Reis und Weizenmischung Bowl

Arbeitszeit: 25 Minuten
Schwierigkeit: leicht
Kalorien: 350 kcal

Zutaten:

Für 1 Portion

- ½ Kochbeutel Reis, Weizen, Buchweizen & Quinoa
- ½ Zitrone
- 1 gelbe Paprika
- 1 Lachsfilet
- ½ Avocado
- 2 EL Olivenöl
- 40 g Mandeln
- 50 g Heidelbeeren
- Salz
- Pfeffer

Zubereitung:

Bringe 1 L Salzwasser in einem Topf zum Kochen. Lege den Kochbeutel flach in den Topf und lasse ihn 10-12 Minuten zugedeckt köcheln. Nimm den Kochbeutel heraus und lasse ihn gut abtropfen. Schneide ihn auf und gib die Hälfte der Mischung auf einen Teller.

Presse inzwischen die Zitrone aus. Träufle den Zitronensaft über das Lachsfilet. Wasche die Paprika und schneide sie in Hälften. Entkerne sie und würfle sie grob.

Erhitze 1 EL Olivenöl in einer Pfanne. Gib die Paprika hinein und röste sie kurz an. Nimm sie aus der Pfanne und stelle sie beiseite. Füge 1 EL Olivenöl bei. Würze das Lachsfilet und brate es auf der Hautseite auf mittlerer Hitze für 5 Minuten.

Schäle die Avocado. Löse den Kern und teile sie in zwei Hälften. Schneide eine Hälfte in dünne Streifen.

Gib die Reismischung in eine Schüssel und würze sie mit Salz und Pfeffer. Gib das Lachsfilet, Paprika und Avocado hinzu.

Garniere die Reis-Lachs-Mischung mit frischen Heidelbeeren und Mandeln.

Spargel-Bowl mit Reis

Arbeitszeit: 45 Minuten
Schwierigkeit: leicht
Kalorien: 340 kcal

Zutaten:

Für 1 Portion

- 50 g grüner Spargel
- 1 TL Salz
- 20 g Zucker
- 100 g Sushi-Reis
- 25 ml Reisessig
- ½ Schalotte
- 1 Knoblauchzehe
- 1 Ei
- Öl zum Frittieren
- ¼ Beete (Erbsenspargel)
- 1 Beete rote Kresse
- 1 Zweig Basilikum

Zubereitung:

Spüle den Spargel ab und breche die Enden ab. Schneide die Stangen in feine Scheiben und salze sie leicht.

Koche 400 ml Wasser auf. Gib den Reis hinein und lasse ihn 20 Minuten bei geringer Hitze kochen. Nimm ihn vom Herd und lasse ihn etwas abkühlen.

Koche in der Zwischenzeit das Ei. Pelle es und scheide es in vier Teile.

Erwärme den Essig. Löse Zucker und 1 TL Salz darin auf und gieße den Essig über den Reis.

Erhitze Öl in einer Pfanne. Wasche die Schalotte und schneide sie in feine Scheiben. Schäle den Knoblauch und würfle ihn fein. Gib sie in die Pfanne und frittiere sie. Lasse sie anschließend abtropfen.

Mische den Reis mit Spargel, der Schalotte und dem Knoblauch und gib ihn in eine Bowl. Garniere ihn mit Kresse und Basilikum und richte das geviertelte Ei darauf.

Dessert

Kuchen-Bowl mit Erdnussbutter

Arbeitszeit: 35 Minuten
Schwierigkeit: leicht
Kalorien: 370 kcal

Zutaten:

Für 1 Portion

- 60 g Butter
- 40 g Erdnusskerne
- 80 g Mehl
- 1 EL Mehl
- 40 g Zucker
- 2 Pflaumen
- 1 kleine Banane
- 60 g Brombeeren
- 60 g Erdbeeren
- 1TL schokolierte Kaffeebohnen

Zubereitung:

Heize den Backofen auf 180°C vor. Lege ein Backblech mit Backpapier aus.

Schmelze Butter in einem Topf. Hacke die Erdnüsse grob. Mische sie mit Mehr und Zucker in einer Schüssel. Gib die flüssige Butter dazu und verknete die Zutaten zu einem Teig. Füge 1 EL Mehl zu und verknete den Teig zu Streuseln. Verteile die Streusel auf das Backblech und gib sie in den Backofen. Backe sie für 15-20 Minuten.

Wasche die Pflaumen und halbiere sie. Entsteine sie und schneide sie in Spalten. Schäle die Banane und schneide sie der Länge nach in Hälften. Wasche die Erdbeeren. Putze sie und schneide sie in Hälften. Wasche die Brombeeren und trockne sie. Hacke die Kaffeebohnen grob.

Nimm die Streusel aus dem Ofen und lasse sie abkühlen. Richte sie anschließend in einer Schale an und mische sie mit den Früchten.

Schwarzwälder Brownie-Bowl

Arbeitszeit: 60 Minuten
Schwierigkeit: leicht
Kalorien: 490 kcal

Zutaten:

Für 1 Portion

- 40 g Zartbitterschokolade
- 40 g Butter
- 1 kleines Ei
- 30 g Zucker
- 20 g Mehl
- 20 g Kakaopulver
- Butter zum Einfetten
- 80 ml Kirschnektar
- 1 TL Zucker
- 60 g tiefgefrorene Sauerkirschen
- ½ Päckchen Puddingpulver mit Vanillegeschmack
- 50 g Schlagsahne
- 1TL Schokoladensauce
- Schokoladenraspel zum Bestreuen
- Cocktailkirschen zum Verzieren

Zubereitung:

Heize den Backofen auf 180°C vor.

Hacke die Schokolade grob. Gib sie zusammen mit der Butter in einen Topf und lasse sie unter Rühren bei schwacher Hitze schmelzen. Rühre das Ei und 30 g Zucker schaumig. Gib die Schokolade dazu und hebe sie unter. Mische Mehl und Kakao in einer kleinen Schale. Siebe die Mischung auf die Eimasse und hebe sie vorsichtig unter.

Fette eine Springform mit Butter ein und bestäube sie mit Mehl. Gib die Schokolademasse hinein und streiche sie glatt. Backe sie auf mittlerer Schiene 25 Minuten. Nimm den Kuchen aus dem Ofen und lasse ihn 1 Stunde auskühlen.

Koche 50 ml Kirschnektar und 1 TL Zucker auf. Gib die Sauerkirschen dazu und lasse sie 2 Minuten köcheln. Rühre Puddingpulver und 30 ml Kirschnektar glatt. Gib den Pudding in die kochende Flüssigkeit. Erhöhe die Hitze, koche sie auf und lasse sie unter Rühren 1 Minute weiterköcheln. Nimm sie anschließend vom Herd.

Schlage die Sahne steif. Nimm den Kuchen aus der Form und schneide ihn in Stücke. Richte ihn in einer Bowl an. Gib die Sahne und den Kirschkompott darauf und beträufle den Kuchen mit Schokoladesauce. Bestreue ihn mit Schokoladenraspeln und verziere ihn mit Cocktailkirschen.

Cheesecake-Bowl mit Beeren

Arbeitszeit: 90 Minuten
Schwierigkeit: leicht
Kalorien: 285 kcal

Zutaten:

Für 1 Portion

- 1 kleines Ei
- 40 g Zucker
- Salz
- ½ Päckchen Vanillezucker
- 80 g Schmand
- 80 g Magerquark
- 20 g Schlagsahne
- 1 TL Speisestärke
- Butter zum Einfetten
- 70 g Himbeeren
- 50 g Erdbeeren
- 50 g Blaubeeren
- 2 Amarettini

Zubereitung:

Heize den Backofen auf 160°C vor.

Rühre das Ei mit Zucker, Vanillezucker und einer Prise Salz schaumig. Rühre nach und nach Quark, Schmand und Sahne unter. Gib Stärke auf die Masse und hebe sie unter. Fette eine Springform ein und stäube sie mit Mehl aus. Gib die Quarkmasse hinein und backe sie auf mittlerer Schiene ca. 35 Minuten. Öffne die Ofentür leicht und lasse den Kuchen 45 Minuten im ausgeschalteten Ofen ruhen.

Wasche in der Zwischenzeit die Himbeeren. Trockne und verlese sie. Gib 50 g Himbeeren in ein hohes Gefäß. Püriere sie mit einem Pürierstab und streiche sie durch ein Sieb. Wasche die Erdbeeren und schneide sie in Scheiben. Wasche die Blaubeeren, trockne und verlese sie. Zerbrösle die Amarettini grob.

Nimm den Kuchen aus der Form. Schneide ihn in Stücke. Gib die pürierten Himbeeren in eine Schale. Verteile die Kuchenstücke zusammen mit den Erdbeeren, Blaubeeren und den restlichen Himbeeren darin. Streue die Keksbrösel darüber.

SNACKS REZEPTE

Hüttenkäse-Kekse

Arbeitszeit: 10 Minuten
Schwierigkeit: leicht
Kalorien: 170 kcal

Zutaten:

Für ca. 10 Kekse

- 1 Zucchini
- 1 EL Olivenöl
- 200 g Hüttenkäse
- 100 g Tomate
- 50 g Vollkornmehl
- Salz
- etwas Petersilie

Zubereitung:

Heize den Backofen auf 250°C vor und belege ein Backblech mit Backpapier.

Schäle die Zucchini und schneide sie in kleine Würfel. Wasche die Tomaten und viertle sie. Entkerne sie und würfle sie fein.

Gib die Zucchini mit den Tomaten, Hüttenkäse, Vollkornmehl und Olivenöl in eine Schüssel. Vermenge die Zutaten und würze sie mit Salz und Petersilie. Gib den Teig mit einem Esslöffel portionsweise auf das Backblech.

Backe die Kekse auf mittlerer Schiene goldbraun. Wende sie und backe sie von der anderen Seite goldbraun.

Zucchini-Chips mit Kräutern

Arbeitszeit: 90 Minuten
Schwierigkeit: leicht
Kalorien: 80 kcal

Zutaten:

Für 1 Portion

- 1 Zucchini
- 1 EL Olivenöl
- 2 TL Basilikum
- 2 TL Rosmarin
- 1 TL Salz
- 1 TL Pfeffer

Zubereitung:

Heize den Backofen auf 160°C vor und lege ein Backblech mit Backpapier aus.

Schäle die Zucchini. Wasche sie und schneide sie in dünne Scheiben. Gib sie in eine Schüssel und beträufle sie mit Olivenöl. Rühre um, bis alle Scheiben mit Öl benetzt sind.

Lege die Zucchinischeiben auf dem Backblech aus und würze sie mit Salz, Pfeffer, Basilikum und Rosmarin. Gib sie in den Ofen und backe sie auf mittlerer Schiene 90 Minuten. Wende die Scheiben nach 45 Minuten und bestreue sie nochmals mit den Kräutern. Backe die Scheiben weitere 45 Minuten. Lasse die Zucchinichips abkühlen, damit sie knuspriger werden.

Karamell-Tofu mit Gemüse

Arbeitszeit: 15 Minuten
Schwierigkeit: mittel
Kalorien: 260 kcal

Zutaten:

Für 1 Portion

- 1 Zucchini
- 100 g Tofu
- 1 Zweig Rosmarin
- 1 TL Olivenöl
- 1 Chicorée
- 20 g Rohzucker
- Salz
- Pfeffer

Zubereitung:

Wasche die Zucchini und putze sie. Halbiere sie der Länge nach und schneide sie in 1 cm dicke Scheiben. Schneide den Tofu in 2 cm große Würfel. Wasche den Rosmarin und schüttle ihn trocken. Streife die Nadeln ab und hacke ihn fein.

Erhitze Olivenöl in einem Topf. Gib die Zucchini hinein und streue Salz darüber. Dünste sie zugedeckt 3 Minuten an.

Putze inzwischen den Chicorée. Wasche ihn und löse die Blätter ab. Schleudere ihn trocken und schneide ich in schmale Streifen. Gib die Streifen in den Topf und dünste sie bei geringer Hitze 2 Minuten mit.

Schmelze Rohzucker und 1 EL Wasser in eine Pfanne, bis sich der Zucker braun verfärbt hat. Nimm die Pfanne vom Herd und gib den Tofu hinein. Wende ihn behutsam im Karamell, bis er sich erwärmt hat.

Würze die karamellisierten Tofu-Würfel mit Salz, Pfeffer und Rosmarin. Mische das Gemüse mit dem Tofu und richte es an.

Geröstete Karotten mit Parmesan

Arbeitszeit: 15 Minuten
Schwierigkeit: leicht
Kalorien: 90 kcal

Zutaten:

Für 1 Portion

- 200 g Karotten
- 50 ml Pflanzenöl
- 1 Knoblauchzehe
- 3 EL geriebener Parmesan
- 2 EL Semmelbrösel
- 3 Stängel Petersilie
- Salz
- Pfeffer

Zubereitung:

Heize den Backofen auf 200°C vor und lege ein Backblech mit Backpapier aus.

Schäle die Karotten und viertle sie. Schäle den Knoblauch und hacke ihn fein. Wasche die Petersilie. Schüttle sie trocken, zupfe die Blättchen ab und hacke sie fein.

Gib die Karotten in eine Schüssel. Mische sie mit Pflanzenöl, Knoblauch, Parmesan und Semmelbrösel. Würze sie mit Salz und Pfeffer. Verteile die Karotten auf dem Backblech und backe sie 15 Minuten. Wende sie nach 7 Minuten. Nimm sie aus dem Ofen und streue Petersilie darüber.

Frischkäse mit Avocado und Grapefruit

Arbeitszeit: 15 Minuten
Schwierigkeit: leicht
Kalorien: 310 kcal

Zutaten:

Für 1 Portion

- 1 Orange
- ¼ Limette
- ½ Avocado
- Salz
- 100 g Frischkäse
- 1 TL Honig
- 1 TL Mandeln

Zubereitung:

Schäle die Orange und entferne die weiße Haut vollkommen. Schneide die Filets zwischen den Trennhäuten heraus. Fange dabei den Saft auf. Presse ihn aus und gib ihn in eine Schale.

Wasche die Limette und trockne sie. Reibe die Schale fein ab und presse 1 TL Limettensaft aus. Löse das Fruchtfleisch einer Avocadohälfte aus der Schale und schneide sie in Hälften. Schneide eine Hälfte in Scheiben. Püriere die andere Hälfte mit Limettensaft und einer Prise Salz. Mische das Püree mit Frischkäse und Honig.

Hacke die Mandeln und röste sie in einer Pfanne goldbraun.

Gib den Frischkäse, die Orangenfilets und die Avocadoscheiben in eine Schale. Bestreue sie mit gehackten Mandeln und der Limettenschale und richte sie an. Serviere dazu Orangensaft.

Vollkorn-Toast mit Hüttenkäse und Banane

Arbeitszeit: 15 Minuten
Schwierigkeit: leicht
Kalorien: 120 kcal

Zutaten:

Für 1 Portionen

- ½ Banane
- 10 g Mandelblättchen
- 2 TL flüssiger Honig
- 50 g Frischkäse
- 2 Scheiben Vollkorntoast

Zubereitung:

Schäle die Banane und schneide die Bananenhälfte in Stücke. Gib sie mit den Mandelblättchen und 1 TL Honig in eine Pfanne und lasse sie karamellisieren. Stelle sie kurz beiseite.

Vermische den Frischkäse mit 1 TL Honig. Toaste die Brotscheiben. Streiche sie mit Frischkäse ein und lege die karamellisierten Bananen darauf.

Selleriesticks mit scharfem Auberginen-Dip

Arbeitszeit: 90 Minuten
Schwierigkeit: mittel
Kalorien: 80 kcal

Zutaten:

Für 1 Portion

- 1 Stange Sellerie
- 1 kleine Aubergine
- 1 Zwiebel
- 2 Knoblauchzehen
- 1 grüne Chilischote
- 2 cm großes Stück Ingwer
- 1 Tomate
- ½ Bund frischer Koriander
- 1 EL Olivenöl
- 1 TL Currypulver

Zubereitung:

Heize den Backofen auf 220ºC vor.

Lege ein Backblech mit Backpapier aus. Stich die Aubergine überall mit einer Gabel durch. Lege sie auf das Blech. Gib sie in den Ofen und backe sie auf mittlerer Schiene etwa 1 Stunde, bis die Schale leicht verkohlt ist.

Lasse die Aubergine gut auskühlen und teile sie in zwei Hälften. Entferne die Schale mit einer Gabel. Gib das Fruchtfleisch in den Mixer und mixe so lange, bis die Masse geschmeidig ist.

Schäle die Zwiebel und die Knoblauchzehen. Schneide sie in kleine Würfel. Wasche die Chilischote und würfle sie fein. Schäle den Ingwer und rasple ihn fein.

Wasche die Tomate und schneide sie in Würfel. Wasche den Koriander und schüttle ihn trocken. Würfle ihn fein.

Erhitze Olivenöl in einer Pfanne. Dünste die Zwiebel darin bei mittlerer Hitze glasig. Gib Knoblauch, Ingwer und die Chili dazu. Dünste sie für 2 Minuten mit. Mische die Tomaten und das Currypulver bei und lasse das Gemüse für 15 Minuten köcheln.

Gib das Auberginenpüree hinzu und lasse das Gemüse für 3 Minuten köcheln. Rühre dabei gelegentlich um. Streue Koriander darüber und nimm die Pfanne vom Herd.

Fülle den Auberginen-Dip in eine Schüssel. Wasche den Sellerie und schneide ihn in Stäbchen. Genieße ihn mit dem Dip.

Apfel-Erdnussbutter-Snack

Arbeitszeit: 10 Minuten
Schwierigkeit: leicht
Kalorien: 60 kcal

Zutaten:

Für 1 Portion

- 1 Apfel
- 50 g Erdnussbutter
- 2 Walnüsse
- 20 g Zartbitterschokolade
- 20 g Mandelsplitter

Zubereitung:

Wasche den Apfel. Entkerne ihn und schneide ihn in Scheiben. Hacke die Walnüsse und die Schokolade grob.

Bestreiche die Apfelscheiben mit Erdnussbutter. Garniere sie mit Walnüssen, Mandelsplittern und der Schokolade.

Biscotti mit Pistazien

Arbeitszeit: 60 Minuten
Schwierigkeit: leicht
Kalorien: 610 kcal

Zutaten:

Für 10-12 Stück

- 60g geschälte Pistazien
- 100 g Mehl
- 1 TL Backpulver
- 1 TL Salz
- 100 g Puderzucker
- 20 g Zartbitterschokolade
- 1 kleines Ei
- etwas Milch

Zubereitung:

Heize den Backofen auf 180 °C vor.

Lege ein Backblech mit Backpapier aus und verteile die Pistazien darauf. Gib sie für 5 Minuten in den Ofen, bis sie sich goldbraun verfärbt haben. Lasse sie abkühlen und hacke sie grob.

Gib die Pistazien in eine Schüssel. Mische Mehl, Backpulver, Zucker und Salz darunter. Rasple die Schokolade und füge sie bei. Schlage das Ei in einer kleinen Schüssel schaumig und gib es nach und nach zu den trockenen Zutaten. Vermenge die Zutaten zu einem festen Teig und gib einen Schuss Milch dazu.

Teile den Teig in zwei Hälften. Forme aus den Hälften je eine ca. 15 cm lange und 4 cm dicke Rolle. Lege die Rollen auf das Backblech.

Reduziere die Backofentemperatur auf 150°C. Backe die Kekse auf mittlerer Schiene 25 Minuten. Nimm sie aus dem Ofen und lasse sie 5 Minuten abkühlen. Lege sie auf ein Schneidebrett und schneide sie in 2-3 cm dicke Scheiben. Schneide die Scheiben danach in Streifen und lege sie wieder auf das Blech. Backe die Biscotti für weitere 15 Minuten. Lasse sie gut abkühlen und serviere sie zum Kaffee.

Joghurt-Kirsch-Sorbet

Arbeitszeit: 20 Minuten
Schwierigkeit: leicht
Kalorien: 170 kcal

Zutaten:

Für 1 Portion

- 100 g griechischer Joghurt
- 1 TL Puderzucker
- 1 TL Limettensaft
- 75 g TK-Kirschen

Zubereitung:

Verrühre Joghurt mit Puderzucker und Limettensaft. Gib es zusammen mit den tiefgekühlten Kirschen in den Mixer und mixe die Zutaten, bis die Masse cremig ist. Gib das Sorbet in eine kleine Schale und stelle es 15 Minuten in den Gefrierschrank.

Müsliriegel mit Nüssen, Mandeln und Cranberrys

Arbeitszeit: 40 Minuten
Schwierigkeit: leicht
Kalorien: 260 kcal

Zutaten:

Für 4 Stücke

- 30 g getrocknete Cranberrys
- 50 g gemischte Nuss- und Mandelkerne
- 20 g Haferflocken
- 10 g gepuffter Amaranth
- 30 g brauner Zucker
- ½ Packung Vanillezucker
- 1 TL Honig
- 1 TL Zitronensaft
- 20 g Kokosöl
- Salz

Zubereitung:

Hacke die Cranberrys, Nüsse und Mandeln klein. Mische sie in einer kleinen Schüssel mit Haferflocken und Amaranth.

Heize den Backofen auf 180°C vor. Belege ein Backblech mit Backpapier.

Koche in einem Topf Zucker, Vanillezucker, Honig und Zitronensaft auf. Lasse alles bei mittlerer Hitze 5 Minuten kochen. Gib Kokosöl dazu und rühre um. Nimm den Topf vom Herd. Gib die Haferflockenmischung und wenig Salz hinein. Vermische alles gründlich.

Gib die Masse auf das Blech. Forme sie zu einem ca. 10 x 8 cm großen Rechteck und drücke sie fest. Backe sie auf mittlerer Schiene 15 Minuten. Lasse sie etwas abkühlen und schneide sie in 4 Riegel.

Chia-Pudding mit Papaya

Arbeitszeit: 15 Minuten
Schwierigkeit: leicht
Kalorien: 230 kcal

Zutaten:

Für 1 Portion

- 100 ml Mandelmilch
- 2 TL Honig
- 2 TL Limettensaft
- 2 EL Chia-Samen
- 100 g Papaya
- 1 TL Limettenschale

Zubereitung:

Gib die Mandelmilch in eine Schüssel. Füge 1 TL Honig, 1 TL Limettensaft und 2 EL Chia-Samen und verrühre sie mit der Milch. Rühre nach 10 Minuten erneut um und stelle die Flüssigkeit 30 Minuten kalt.

Entkerne die Papaya. Schäle sie und schneide sie in kleine Würfel. Gib Limettenschale, 1 TL Limettensaft und 1 TL Honig dazu und mische alles gut.

Gib den Pudding in eine kleine Schale und verteile den Papaya-Salat darauf.

SCHNELLE REZEPTE FÜR VIELBESCHÄFTIGTE

Vorspeise

Feta-Spinat-Taschen

Arbeitszeit: 15 Minuten
Schwierigkeit: leicht
Kalorien: 390 kcal

Zutaten:

Für 1 Portion

- ½ Packung Blätterteig
- 80 TK-Blattspinat
- 70 g Fetakäse
- 2 EL Olivenöl
- 1 Knoblauchzehe
- 1 Zwiebel
- 1 Ei
- 1 Eigelb
- Salz
- Pfeffer

Zubereitung:

Heize den Backofen auf Ober- und Unterhitze bei 180°C vor.

Taue den Blattspinat auf und drücke ihn gut aus. Schäle den Knoblauch und hacke ihn fein. Schäle die Zwiebel und schneide sie in kleine Würfel.

Erhitze 1 El Olivenöl in einem Topf. Gib den Knoblauch und die Zwiebel hinein und brate sie glasig an. Gib den Spinat hinzu und rühre ihn unter.

Würfle den Feta grob und gib ihn in den Topf. Verquirle ein Ei. Würze es mit Salz und Pfeffer und gib es zur Spinat-Feta-Masse. Lasse sie kurz weiterköcheln und stelle sie beiseite.

Schneide den Blätterteig in 6 Quadrate und lege ihn auf ein Backblech. Bepinsle ihn mit Olivenöl. Gib je einen Esslöffel der Spinat-Feta-Masse in die Mitte der Quadrate und falte deren Ecken nach innen. Drücke sie leicht an.

Verquirle das Eigelb und pinsle die Taschen ein. Gib die Taschen in den Backofen und backe sie auf mittlerer Schiene 20 Minuten, bis sie aufgegangen und goldbraun sind. Lasse die Taschen über Nacht auskühlen und serviere sie am nächsten Tag als kalte Vorspeise.

Kleine Schnitten mit Champignons und Ricotta

Arbeitszeit: 30 Minuten
Schwierigkeit: leicht
Kalorien: 480 kcal

Zutaten:

Für 1 Portion

- 80 g Baguette
- 3 EL Olivenöl
- 1 Knoblauchzehe
- 80 g Champignons
- Salz
- Pfeffer
- 1 Spritzer Zitronensaft
- 2 Stiele Thymian
- 40 g Ricotta

Zubereitung:

Heize den Backofen auf 200°C vor.

Schneide das Baguette in 4 Scheiben. Bepinsle die Scheiben mit 1 EL Olivenöl. Gib sie in den Ofen und backe sie auf mittlerer Schiene 10 Minuten, bis sie goldbraun sind.

Halbiere die Knoblauchzehe und reibe mit der Schnittfläche die Baguette-Scheiben ein.

Putze die Champignons und schneide sie in Scheiben. Wasche den Thymian. Schüttle ihn trocken und zupfe die Blättchen ab.

Erhitze in einer Pfanne 3 EL Olivenöl und brate die Champignons bei starker Hitze 2-3 Minuten an. Schmecke sie mit Salz, Pfeffer und Zitronensaft ab und mische den Thymian unter.

Streiche die Baguette-Scheiben mit Ricotta ein und belege sie mit den Champignons.

Kalte Vorspeise mit Gurken und Kokos

Arbeitszeit: 15 Minuten
Schwierigkeit: leicht
Kalorien: 410 kcal

Zutaten:

Für 1 Portion

- 200 g Salatgurken
- 150 ml Joghurt
- 100 ml Kokosmilch
- 100 ml Brühe
- 1 TL Kokosraspel
- Salz
- Pfeffer
- Currypulver

Zubereitung:

Schäle die Gurken und schneide sie in Stücke. Gib sie zusammen mit dem Joghurt und der Kokosmilch in den Mixer und mixe die Zutaten gut.

Gib Brühe hinzu und schmecke alles mit Salz, Pfeffer und Currypulver ab. Mixe die Masse danach nochmals kurz.

Fülle die Vorspeise in eine Schale und streue die Kokosflocken darüber.

Suppe

Mett-Lauch-Suppe

Arbeitszeit: 15 Minuten
Schwierigkeit: leicht
Kalorien: 260

Zutaten:

Für 1 Portion

- 150 g Lauch
- 1 EL Olivenöl
- 100 g Schweinemett
- 1 TL Paprikapulver
- 250 ml Fleischbrühe
- 50 g Sahneschmelzkäse
- Salz
- Pfeffer

Zubereitung:

Putze den Lauch. Wasche ihn und schneide ihn längs in zwei Hälften. Schneide ihn quer in 1 cm breite Stücke. Erhitze 1 EL Olivenöl in einem Topf. Würze das Schweinemett mit Salz und Pfeffer. Gib es in den Topf und brate es bei starker Hitze an.

Gib den Lauch hinein und brate ihn 2 Minuten mit. Rühre das Paprikapulver unter und gib die heiße Fleischbrühe dazu. Koche alles zugedeckt und bei schwacher Hitze 5 Minuten.

Gib den Schmelzkäse in die Suppe und schmelze ihn unter Rühren. Würze sie mit Salz und Pfeffer und serviere sie mit frischem Baguette.

Sommer-Minestrone

Arbeitszeit: 25 Minuten
Schwierigkeit: leicht
Kalorien: 210 kcal

Zutaten:

Für 1 Portion

- 1 Karotte
- 1 Stange Sellerie
- 1 kleine Zwiebel
- 1 Knoblauchzehe
- 2 EL Olivenöl
- 1 TL Gemüsebrühe
- 100 g TK-Bohnen
- 1 Dose weiße Riesenbohnen
- 1 kleine Zucchini
- ½ Dose stückige Tomaten (ca. 200 g)
- 2 Stiele Basilikum
- Salz
- Pfeffer
- etwas geriebener Käse

Zubereitung:

Schäle die Karotte. Wasche sie und schneide sie in kleine Würfel. Putze den Sellerie. Wasche ihn und schneide ihn klein. Schäle die Zwiebel und den Knoblauch und hacke beides fein.

Erhitze Olivenöl in einer Pfanne. Gib alle Zutaten hinein und brate sie kurz an. Gieße 200 ml Wasser zu. Rühre die Brühe und die tiefgekühlten Bohnen ein und koche alles auf. Lasse das Gemüse zugedeckt 6-7 Minuten köcheln.

Gib die weißen Bohnen in ein Sieb. Spüle sie ab und lasse sie abtropfen. Putze die Zucchini und wasche sie. Halbiere sie der Länge nach und schneide sie in Scheiben. Gib die Bohnen und die Tomaten in die Suppe und lasse sie 5 Minuten weiterköcheln. Würze sie mit Salz und Pfeffer.

Wasche das Basilikum. Trockne es, zupfe die Blätter ab und hacke sie. Garniere die Minestrone mit dem Basilikum und streue Reibkäse darüber.

Linseneintopf mit Fischfilet und Tomaten

Arbeitszeit: 25 Minuten
Schwierigkeit: leicht
Kalorien: 110 kcal

Zutaten:

Für 1 Portion

- ½ Zwiebel
- 1 Knoblauchzehe
- 4 EL Olivenöl
- 1 TL Currypulver
- Salz
- Pfeffer
- 1 TL Gemüsebrühe
- 70 g rote Linsen
- 80 g Tomaten
- 120 g Fischfilet (z. Bsp. Kabeljau)
- 1 Stiel Petersilie
- 1 TL Weißweinessig

Zubereitung:

Schäle die Zwiebel und den Knoblauch und schneide beides in kleine Würfel.

Erhitze 2 EL Olivenöl in einem Topf. Gib die Zwiebel und den Knoblauch hinein und dünste sie an. Bestäube sie mit Currypulver. Gieße 300 ml Wasser und die Gemüsebrühe darüber und gib die Linsen hinein. Lasse sie 10 Minuten garen.

Wasche die Tomaten. Schneide sie in Würfel und gib sie in den Topf.

Spüle das Fischfilet ab. Trockne es und schneide es in Würfel. Erhitze 2 EL Olivenöl in einer Pfanne. Brate den Fisch rundherum 5 Minuten und würze ihn mit Salz.

Wasche die Petersilie. Schüttle sie trocken und hacke sie fein. Gib sie zusammen mit dem Fisch zum Eintopf. Gib Essig dazu und schmecke alles mit Salz und Pfeffer ab.

Hauptgericht

Gemüsepfanne mit Speck und Ei

Arbeitszeit: 30 Minuten
Schwierigkeit: leicht
Kalorien: 210 kcal

Zutaten:
Für 1 Portion

- ½ Zwiebel
- 1 rote Paprikaschote
- 30 g Speck
- 1 Stiel Petersilie
- 1 TL Tomatenmark
- ½ Dose stückige Tomaten (ca. 200 g)
- Salz
- Pfeffer
- Zucker
- 1 Ei

Zubereitung:

Schäle die Zwiebel und schneide sie in kleine Würfel. Putze die Paprika. Wasche sie und schneide sie in Streifen. Wasche die Petersilie. Trockne sie und hacke sie fein.

Gib den Speck in eine Pfanne. Brate ihn ohne Fett knusprig an und stelle ihn beiseite.

Brate die Zwiebel und die Paprika im Speckfett an. Gib das Tomatenmark hinein und schwitze es an. Gib die Tomaten und Petersilie hinzu und würze das Gemüse mit Salz, Pfeffer und etwas Zucker.

Koche die Sauce auf und köchle sie 2 Minuten ein. Schlage das Ei auf. Gib es in die Sauce und lasse es zugedeckt bei schwacher Hitze 7 Minuten stocken.

Richte das Gemüse zusammen mit dem Speck auf einem Teller an.

Lachs mit frischem Spinat-Salat

Arbeitszeit: 25 Minuten
Schwierigkeit: leicht
Kalorien: 200 kcal

Zutaten:

Für 1 Portion

- ½ Limette
- 10 g frischer Ingwer
- ½ Schalotte
- 1 Orange
- Salz
- Pfeffer
- 40 g Baby-Blattspinat
- 1 rote Paprikaschote
- 1 Lachsfilet (ca. 160 g)
- 20 g Mehl
- 1 EL Olivenöl

Zubereitung:

Wasche die Limette und trockne sie gut. Halbiere sie, reibe die Schale fein ab und presse den Saft aus. Halbiere die Orange und presse den Saft aus. Schäle den Ingwer und reibe ihn fein. Putze die Schalotte und schneide sie in kleine Würfel.

Verrühre den Limettensaft mit der Limettenschale, Ingwer, der Schalotte und Orangensaft. Schmecke das Dressing mit Salz und Pfeffer ab.

Putze den Spinat. Wasche ihn und schleudere ihn trocken. Halbiere die Paprikaschote und putze sie. Wasche sie und würfle sie fein.

Spüle das Lachsfilet ab. Trockne es und würze es mit Salz und Pfeffer. Gib Mehl auf einen Teller und wende das Filet darin.

Erhitze Olivenöl in einer Pfanne. Gib das Filet hinein und brate es bei mittlerer Hitze beidseitig 3 Minuten.

Mische den Spinat und die Paprika mit dem Dressing. Richte alles zusammen mit dem Lachsfilet auf einem Teller an.

Schweineschnitzel mit Thunfisch und Bohnensalat

Arbeitszeit: 25 Minuten
Schwierigkeit: leicht
Kalorien: 210 kcal

Zutaten:

Für 1 Portion

- ½ Dose weiße Riesenbohnen (ca. 150 g)
- 1 kleine Dose Thunfisch
- ½ rote Paprikaschote
- ½ Lauchzwiebel
- ½ rote Zwiebel
- 1 EL Balsamico-Essig
- Salz
- Pfeffer
- 3 EL Olivenöl
- 1 Schweineschnitzel (ca. 100 g)

Zubereitung:

Spüle die Bohnen gut ab und lasse sie und den Thunfisch abtropfen.

Halbiere die Paprika und entkerne sie. Wasche sie und schneide sie in Würfel. Putze die Lauchzwiebel. Wasche sie und schneide sie in Ringe. Schäle die rote Zwiebel und schneide die Zwiebelhälfte in dünne Streifen.

Gib Essig in eine Schüssel und verrühre ihn mit Salz, Pfeffer und 1 EL Olivenöl. Gib die Bohnen, den Thunfisch und die Salatzutaten in die Schüssel und vermische alles gut.

Wasche das Schweineschnitzel und trockne es. Erhitze 2 EL Olivenöl in einer Pfanne. Gib das Schnitzel hinein und brate es beidseitig 3 Minuten an. Würze es mit Salz und Pfeffer und richte es zusammen mit dem Bohnensalat an.

Dessert

Vanille-Orangen-Ricotta

Arbeitszeit: 20 Minuten
Schwierigkeit: leicht
Kalorien: 190 kcal

Zutaten:

Für 1 Portion

- 1 kleine Orange
- ½ Vanilleschote
- 200 g Ricotta
- 70 g Sahnejoghurt
- 4 Löffelbiskuits
- 80 ml aufgebrühter Kaffee
- 1 EL Pistazien
- 1 TL Honig

Zubereitung:

Reibe von einer Orange die Schale ab. Halbiere die Vanilleschote und kratze das Mark heraus. Gib Ricotta, Joghurt, Vanille und 1 TL Orangenschale in eine Schüssel und rühre die Zutaten zu einer glatten Masse.

Schäle die Orange und schneide die Orangenfilets aus den Trennhäuten. Hacke die Pistazien grob.

Brühe frischen Kaffee auf und lasse ihn ein wenig abkühlen. Beträufle die Löffelbiskuits beidseitig mit Kaffee und lasse sie 5 Minuten ziehen. Schneide sie je in 4 Stücke und gib sie ein eine kleine Schale. Verteile den Vanille-Ricotta darauf und belege ihn mit Orangenfilets. Streue die Pistazien darüber und beträufle ihn mit Honig.

Cremiger Avocado-Schokoladepudding

Arbeitszeit: 10 Minuten
Schwierigkeit: leicht
Kalorien: 330 kcal

Zutaten:

Für 1 Portion

- 1 kleine Avocado
- 1 kleine Banane
- 1 TL Kakao
- 1 TL Honig

Zubereitung:

Halbiere die Avocado und entferne den Kern. Löse das Fruchtfleisch aus der Schale und schneide es in Stücke. Schäle die Banane und schneide sie in Ringe.

Gib die Avocado und die Banane in den Mixer. Träufle Honig darüber und mixe die Zutaten, bis die Masse cremig ist. Gib den Pudding in eine Schale und serviere ihn sofort.

Kokos-Bananen-Kekse

Arbeitszeit: 20 Minuten
Schwierigkeit: leicht
Kalorien: 115 kcal

Zutaten:

Für 10 Kekse

- 1 Banane
- 75 g Kokosraspel

Zubereitung:

Heize den Backofen auf 180°C Grad vor. Lege ein Backblech mit Backpapier aus.

Schäle die Banane und zerdrücke sie mit einer Gabel. Gib die Kokosraspel dazu. Verrühre die beiden Zutaten zu einem glatten, dicken Teig.

Forme den Teig zu kleinen runden Talern und gib sie auf das Backblech. Backe die Kekse auf mittlerer Stufe 25 Minuten.

AUSSERGEWÖHNLICHE REZEPTE FÜR SCHLEMMER

Vorspeise

Pilz-Schlemmer-Aufstrich

Arbeitszeit: 15 Minuten
Schwierigkeit: leicht
Kalorien: 180 kcal

Zutaten:

Für 1 Portion

- 250 g Champignons
- 1 Zwiebel
- 1 EL Olivenöl
- 1 Knoblauchzehe
- 2 TL saure Sahne
- 2 TL Tomatenmark
- Salz
- Pfeffer

Zubereitung:

Putze die Champignons und würfle sie fein. Schäle den Knoblauch und schneide ihn in feine Scheiben. Schäle die Zwiebel und würfle sie fein.

Erhitze das Olivenöl in einer Pfanne und gib die Zwiebeln hinein. Brate sie, bis sie sich goldbraun verfärbt haben. Gib die Champignons und den Knoblauch dazu und brate sie unter Rühren 5-6 Minuten bei hoher Hitze.

Gib das Tomatenmark in eine Schüssel und verrühre es mit saurer Sahne. Gib die Pilzmischung hinzu und verrühre alles gut miteinander. Schmecke den Aufstrich mit Salz und Pfeffer ab.

Gemüse-Tatar mit Ricotta-Creme

Arbeitszeit: 60 Minuten
Schwierigkeit: mittel
Kalorien: 480 kcal

Zutaten:

Für 1 Portion

Für den Gemüse-Tatar:

- 80 g Karotten
- 80 g Staudensellerie
- 1 rote Paprikaschote
- 1 Limette
- 1 TL Zucker
- Salz
- Cayennepfeffer
- 4 El Olivenöl

Für die Ricotta-Creme:

- 30 g Pinienkerne
- 30 g getrocknete Tomaten
- 20 g Ricotta
- 2 Stiele Basilikum
- Pfeffer
- 1 TK-Blätterteigplatte

Zubereitung:

Putze die Karotten. Schäle sie und würfle sie fein. Putze den Staudensellerie. Fädle ihn ab und schneide ihn in Würfel. Wasche die Paprika. Viertle sie, entferne die Kerne und schäle sie. Schneide sie in kleine Würfel.

Wasche die Limette. Trockne sie ab und reibe 1 TL Schale fein ab. Decke sie ab und stelle sie beiseite.

Presse 2 EL Limettensaft ab und mische ihn mit Zucker, Salz und Cayennepfeffer in einer Schüssel. Gib das Gemüse in die Schale. Decke es ab und mariniere es 4 Stunden.

Gib die Pinienkerne in eine Pfanne ohne Fett und röste sie, bis sie sich goldbraun verfärbt haben. Stelle sie beiseite und lasse sie abkühlen.

Schneide die Tomaten in kleine Würfel und hacke die Pinienkerne. Mische beides mit Ricotta. Wasche das Basilikum. Trockne es und zupfe die Blätter ab. Lege einige Blätter beiseite. Hacke den Rest fein und hebe ihn unter die Ricotta-Masse. Würze die Creme mit Salz und Pfeffer und stelle sie kalt.

Lasse den Blätterteig auftauen. Heize den Backofen auf 200°C vor und lege ein Backblech mit Backpapier aus. Steche aus dem Teig mit einer ringförmigen Ausstechform ein Plätzchen aus und lege es auf das Backblech. Steche mit einer Gabel an mehreren Stellen in den Teig und bedecke diesen mit Backpapier.

Beschwere den Teig mit einem Soufflé-Förmchen (ca. 100 ml), damit er nicht aufgeht. Fülle das Förmchen zur Hälfte mit heißem Wasser. Gib den Teig in den Backofen und backe ihn auf unterer Stufe 20 Minuten, bis er goldbraun ist. Wende den Teig nach 15 Minuten. Lasse ihn anschließend abkühlen.

Mische den Gemüse-Tatar mit der Marinade und lasse den Tatar in einem Sieb abtropfen. Setze die Ausstechform auf einen Teller und lege den gebackenen Blätterteig in die Form. Lege eine Schicht Ricotta hinein und gib den Gemüse-Tatar darüber. Wiederhole diesen Vorgang. Garniere es mit Basilikum und hebe die Ausstechform kurz vor dem Anrichten ab.

Gefüllte Zwiebeln mit Couscous und Feta

Arbeitszeit: 90 Minuten
Schwierigkeit: mittel
Kalorien: 420 kcal

Zutaten:

Für 2 Portionen

- 1 TL Kardamomsamen
- 1 TL Koriandersaat
- ½ TL Kreuzkümmel
- ½ TL gemahlener Zimt
- 80 ml Olivenöl
- Salz
- Pfeffer
- 2 große Gemüsezwiebeln
- 80 ml Gemüsefond
- 80 g Couscous
- 40 g getrocknete Feigen
- 50 g getrocknete Datteln
- 50 g Feta
- ½ Granatapfel
- 1 TL flüssiger Honig
- 1 TL Weißweinessig
- 20 g Mandelblättchen
- ½ Bund Petersilie

Zubereitung:

Heize den Backofen auf 210°C vor.

Gib Kardamomsamen, Koriander und Kreuzkümmel in eine Pfanne und röste die Gewürze kurz an. Zerstoße sie im Mörser und gib sie in eine Schüssel. Füge Zimt, Salz, Pfeffer und 1 EL Olivenöl bei und vermische alles gut.

Schneide die Zwiebeln quer in Hälften und wälze sie in den Gewürzen. Lege sie mit der Schnittfläche nach oben in eine Auflaufform und verschließe sie gut mit Alufolie. Gib sie in den Ofen und backe sie 50 Minuten auf mittlerer Schiene.

Koche Gemüsefond mit 1 EL Olivenöl auf. Gib Couscous hinein. Rühre um, nimm ihn vom Herd und lasse ihn zugedeckt 7 Minuten quellen.

Schneide die Feigen und die Datteln in kleine Würfel. Mische sie mit dem Couscous und schmecke sie mit Salz und Pfeffer ab. Zerbrösle den Feta und mische ihn unter den Couscous.

Nimm die Zwiebeln aus dem Ofen und lasse sie kurz abkühlen. Nimm das Innere der Zwiebel vorsichtig heraus. Schneide es in kleine Würfel und vermische es mit dem Couscous. Fülle die Zwiebeln mit der Couscous-Mischung. Halte sie im ausgeschalteten Backofen warm.

Schneide den Granatapfel in zwei Hälften. Presse ihn aus und siebe ihn durch. Koche den Saft des halben Granatapfels mit Honig und Weißweinessig um die Hälfte ein. Lasse ihn kurz abkühlen.

Gib das restliche Olivenöl nach und nach hinein, bis eine Vinaigrette entsteht. Würze sie mit Salz und Pfeffer. Röste die Mandelblättchen in einer Pfanne, bis sie goldbraun sind.

Wasche die Petersilie und trockne sie. Zupfe die Blättchen ab und mische sie mit der Vinaigrette. Gib die Vinaigrette auf den Teller und setze die Zwiebeln darauf. Streue die Mandeln darüber und richte die Zwiebeln an.

Suppe

Cremige Kohlrabi-Suppe mit Zuckerschoten-Pesto

Arbeitszeit: 50 Minuten
Schwierigkeit: leicht
Kalorien: 285 kcal

Zutaten:

Für 1 Portion

Für die Kohlrabi-Suppe:

- 50 g Kohlrabi
- 1 kleine Zwiebel
- 10 g Butter
- Salz
- Zucker
- 20 ml Wermut
- 100 ml Milch
- 40 ml Schlagsahne

Für das Zuckerschoten-Pesto:

- 20 g Zuckerschoten
- Salz
- 1 EL Olivenöl
- Salz
- Pfeffer

Zubereitung:

Putze den Kohlrabi. Schäle ihn und schneide ihn in feine Scheiben. Schäle die Zwiebel und schneide sie in dünne Streifen. Schmelze Butter in einem Topf. Gib die Zwiebel hinein und dünste sie bei mittlerer Hitze 2 Minuten.

Gib Kohlrabi dazu und dünste ihn für weitere 2 Minuten mit. Würze das Gemüse mit Salz und einer Prise Zucker. Lösche es mit Wermut ab und lasse es fast vollständig einkochen. Gieße Milch und 200 ml Wasser dazu und lasse die Suppe zugedeckt 20 Minuten bei geringer Hitze kochen. Gib Schlagsahne bei und koche die Suppe kurz auf. Püriere sie mit einem Pürierstab, bis keine Klümpchen mehr übrig sind. Gieße die Suppe danach durch ein Sieb in einen anderen Topf, salze sie und stelle sie beiseite.

Koche Salzwasser auf. Gib die Zuckerschoten hinein und gare sie 2 Minuten. Schrecke sie ab und lasse sie abtropfen. Schneide sie in dünne Streifen. Püriere die Hälfte der Schoten mit Olivenöl und würze sie mit Salz und Pfeffer.

Erwärme die Suppe. Richte sie Suppe in einem tiefen Teller an. Verteile das Zuckerschoten-Pesto und die restlichen Schoten darauf und beträufle die Suppe mit etwas Olivenöl.

Cremige Broccolisuppe mit Käseklößchen

Arbeitszeit: 60 Minuten
Schwierigkeit: mittel
Kalorien: 340 kcal

Zutaten:

Für 1 Portion

- 10 g Pinienkerne
- 1 Stiel Petersilie
- 20 g geriebener Parmesan
- 20 g Ricotta
- 1 Eigelb
- 1 EL Semmelbrösel
- 150 g Broccoli
- 250 ml Gemüsefond
- 1 Schalotte
- 1 Knoblauchzehe
- 1 TL Butter
- 1 kleine Kartoffel
- 25 ml Weißwein
- 20 ml Schlagsahne
- Pfeffer
- Salz
- Muskat
- 1 TL Zitronenschale

Zubereitung:

Röste die Pinienkerne in einer Pfanne goldbraun. Lasse sie kurz abkühlen und hacke sie grob. Wasche die Petersilie und schüttle sie trocken. Zupfe die Blättchen von den Stielen und hacke sie fein.

Mische den Parmesan mit Ricotta, Eigelb und Semmelbröseln. Gib die Pinienkerne und Petersilie dazu. Würze die Mischung mit Pfeffer und stelle sie 20 Minuten in den Kühlschrank. Forme mit den Händen 6 walnussgroße Klöße.

Putze den Broccoli und teile ihn in Röschen. Schäle den Strunk und würfle ihn grob. Bringe Gemüsefond und 100 ml Wasser zum Kochen. Gib die Broccoliröschen in den Topf und dünste sie 3 Minuten. Nimm sie mit einem Löffel oder einer Schaumkelle heraus und schrecke sie kalt ab.

Schmelze die Butter in einem großen Topf. Hebe den Gemüsesud auf. Schäle die Schalotte und schneide sie in kleine Würfel. Schäle den Knoblauch und drücke ihn an. Gib die Schalotte und den Knoblauch zusammen mit den Broccolistrünken in die Pfanne und

dünste sie, bis sie glasig sind. Schäle die Kartoffel. Reibe sie und dünste sie kurz mit. Lösche das Gemüse mit Weißwein ab und gib den Gemüsesud in den Topf.
Lasse die Suppe 25 Minuten bei mittlerer Hitze köcheln. Gib nach 20 Minuten zwei Drittel der Broccoliröschen hinein. Püriere die Suppe portionsweise im Mixer. Gib sie wieder in den Topf. Gieße Sahne dazu und koche die Suppe nochmals auf. Schmecke sie mit Salz, Pfeffer und Muskat ab.

Gib die restlichen Röschen in die Suppe. Lasse sie 5 Minuten gar ziehen. Koche 500 ml Salzwasser auf und nimm den Topf vom Herd. Gib die Käseklößchen hinein und lasse sie 3 Minuten gar ziehen.

Serviere die Suppe mit den Klößchen und streue die Zitronenschale darüber.

Gemüseeintopf mit Gnocchi und Pilz-Vinaigrette

Arbeitszeit: 70 Minuten
Schwierigkeit: leicht
Kalorien: 280 kcal

Zutaten:

Für 1 Portion

Für den Eintopf:

- 1 kleine Zwiebel
- 1 Knoblauchzehe
- 1 kleine Karotte
- 50 g Knollensellerie
- 2 Stiele Thymian
- 2 El Olivenöl
- Salz
- Pfeffer
- Zucker
- 1 TL Tomatenmark
- 150 ml Gemüsefond
- 1 TL Weißweinessig
- 50 g Gnocchi
- 50 g Lauch

Für die Vinaigrette:

- 40 g Champignons
- ½ Bund Schnittlauch
- 1 El Weißweinessig
- 3 El Olivenöl
- Salz
- Pfeffer
- Zucker

Zubereitung:

Schäle die Zwiebel und schneide sie in kleine Würfel. Schäle den Knoblauch und hacke ihn fein. Schäle die Karotte und den Sellerie und schneide beides in 1 cm große Würfel.

Erhitze Olivenöl in einem Topf. Gib die Zwiebel und den Knoblauch hinein und dünste beides bei mittlerer Hitze 2 Minuten glasig. Gib die Karotte und den Sellerie dazu und dünste sie für 5 Minuten mit. Gib Thymian dazu und schmecke das Gemüse mit Salz, Pfeffer und Zucker ab.

Rühre Tomatenmark ein und brate es eine Minute mit. Gieße Gemüsefonds und Essig hinzu. Gib Thymian hinein und lasse die Suppe 15 Minuten bei geringer Hitze kochen. Gib die Gnocchi hinzu und koche sie 15 Minuten mit.

Putze in der Zwischenzeit den Lauch. Schneide ihn der Länge nach in Hälften. Wasche ihn und schneide ihn in dünne Streifen.

Putze die Champignons und entferne die Stiele. Würfle die Pilze fein. Schneide den Schnittlauch in dünne Ringe. Verrühre in einer Schüssel Essig, Olivenöl und 1 EL Wasser. Schmecke die Vinaigrette mit Salz, Pfeffer und Zucker ab. Hebe die Pilze und den Schnittlauch unter.

Hebe den Lauch unter den Eintopf und koche ihn weitere 2 Minuten. Gib den Eintopf in einen vorgewärmten Suppenteller und beträufle ihn mit etwas Vinaigrette. Richte die übrige Pilz-Vinaigrette getrennt dazu an.

Hauptgericht

Herzhafte Ofenkartoffeln mit Lauch und Champignons

Arbeitszeit: 1 Stunde 30 Minuten
Schwierigkeit: leicht
Kalorien: 210 kcal

Zutaten:

Für 1 Portion

- 150 g festkochende Kartoffeln
- 2 EL Olivenöl
- Salz
- Pfeffer
- Muskat
- 1 Stange Lauch
- 1 Karotte
- 50 g Champignons
- 2 EL Butter
- 1 EL Mehl
- 100 g Schlagsahne
- 1 TL Gemüsebrühe
- 50 g Gouda

Zubereitung:

Heize den Backofen auf 175°C vor.

Wasche die Kartoffeln. Trockne sie und schneide sie kreuzweise ein. Verteile sie in einer Auflaufform und träufle Olivenöl darüber. Würze die Kartoffeln mit Salz und Pfeffer und backe sie auf unterer Schiene 1 Stunde.

Putze inzwischen den Lauch und schneide ihn in Ringe. Schäle die Karotte. Wasche sie und schneide sie in kleine Würfel. Putze die Champignons. Wasche sie und schneide sie in Hälften.

Erhitze Olivenöl in einer Pfanne. Gib den Lauch, die Karotte und die Champignons hinein und dünste sie 5 Minuten an. Würze das Gemüse mit Salz und Pfeffer. Streue Mehl darüber und schwitze es kurz an. Gieße 100 ml Wasser, Gemüsebrühe und Sahne darüber und koche alles auf. Lasse alles bei mittlerer Hitze 5 Minuten köcheln und schmecke das Gemüse mit Salz, Pfeffer und Muskat ab.

Reibe den Gouda grob. Nimm die Kartoffeln aus der Pfanne und brich sie jeweils ein wenig auseinander. Verteile sie in einer Auflaufform und gib die Lauch-Rahm-Mischung darüber. Streue den Gouda darüber und backe die Kartoffeln weitere 15 Minuten.

Penne Rigate mit Lammragout

Arbeitszeit: 90 Minuten
Schwierigkeit: leicht
Kalorien: 460 kcal

Zutaten:

Für 1 Portion

- 200 g Lammfleisch
- 1 Zwiebel
- 3 Karotten
- 1 Knollensellerie
- 2 Knoblauchzehen
- 30 g schwarze Oliven
- 3 EL Olivenöl
- Salz
- Pfeffer
- 50 ml Weißwein
- 100 ml Lammfond
- 2 Loorbeerblätter
- 3 Salbeiblätter
- 80 g Penne Rigate
- 1 TL Speisestärke

Zubereitung:

Wasche das Lammfleisch und trockne es. Entferne das Fett und schneide das Fleisch in 2 cm große Würfel.

Schäle die Zwiebel und würfle sie fein. Putze die Karotten und den Sellerie. Schäle sie und schneide sie in kleine Würfel. Schäle den Knoblauch und halbiere ihn. Schneide die Oliven in grobe Stücke.

Erhitze Olivenöl in einer großen Pfanne. Gib das Lammfleisch hinein und brate es 2 Minuten bei starker Hitze. Würze es mit Salz und Pfeffer. Gib die Zwiebel, den Knoblauch, die Karotte und den Sellerie hinzu und dünste alles 5 Minuten bei mittlerer Hitze. Lösche das Fleisch und das Gemüse mit Weißwein ab und koche es auf die Hälfte ein. Gieße Lammfond zu und gare das Ragout zugedeckt 1 Stunde. Gib 10 Minuten vor Ende der Kochzeit die Oliven und die Lorbeerblätter dazu.

Erhitze in einem Topf Salzwasser. Gib die Tortiglioni hinein und koche sie nach Packungsanweisung bissfest. Tropfe die Nudeln in einem Sieb gut ab. Fange 100 ml Nudelwasser auf. Rühre Stärke in wenig Wasser an und gib es in das kochende Ragout. Hacke die Salbeiblätter fein.

Wärme eine Schüssel vor. Gib die Tortiglioni, das Lammragout und Nudelwasser hinein. Streue die Salbeiblätter darüber und mische alles mit einem großen Löffel. Richte das Ragout sofort an.

Aromatisches Entrecôte mit Fenchel

Arbeitszeit: 45 Minuten
Schwierigkeit: mittel
Kalorien: 680 kcal

Zutaten:

Für 1 Portion

- 1 Entrecôte (200 g)
- ½ TL Pfefferkörner
- 1 TL Fenchelsaat
- 1 Zweig Rosmarin
- 7 EL Olivenöl
- 1 TL Zitronenschale
- 1 EL Zitronensaft
- Salz

Zubereitung:

Röste Pfefferkörner und Fenchelsaat in einer Pfanne an und zerstoße sie im Mörser. Wasche den Rosmarin. Trockne ihn und streife die Nadeln von den Zweigen. Gib 2 EL Olivenöl in eine kleine Schüssel. Mische es mit Pfeffer und gib die Hälfte des Fenchels und Rosmarin hinzu. Bestreiche das Entrecôte beidseitig mit der Marinade und mariniere es 2-3 Stunden.

Schneide den restlichen Rosmarin fein. Verrühre ihn mit 3 EL Olivenöl, dem restlichen Fenchelsaat, Zitronenschale und -saft.

Heize den Backofen auf 160°C vor. Erhitze in einer Grillpfanne 2 EL Olivenöl. Salze das Fleisch auf einer Seite und lege es mit dieser Seite in die Grillpfanne. Brate das Entrecôte und salze dabei die obere Seite. Wende es und brate es kurz von der anderen Seite an. Gare es auf mittlerer Schiene 15 Minuten.

Nimm das Entrecôte aus dem Ofen und lasse es kurz abkühlen. Schneide es quer zur Faser auf und richte es mit dem gewürzten Öl an.

Dessert

Walnuss-Mousse in der Hippe

Arbeitszeit: 60 Minuten
Schwierigkeit: mittel
Kalorien: 260 kcal

Zutaten:

Für 2 Portionen

Für die Hippen:

- 20 g Mehl
- 20 g Puderzucker
- 1 El Milch
- 1 Eiweiß

Für die Mousse:

- 30 g geschälte Walnusskerne
- 20 g Zucker
- 1 Blatt Gelatine
- 1 Eigelb
- 1 El Ahornsirup
- 100 ml Schlagsahne

Zubereitung:

Rühre in einer Schüssel Mehl, Puderzucker, Milch und Eiweiß glatt. Decke die Masse mit Folie ab und stelle sie mindestens 1 Stunde beiseite.

Hacke in der Zwischenzeit die Walnüsse. Gib Zucker in eine Pfanne und karamellisiere ihn goldbraun. Gib die Walnüsse dazu und rühre sie gut unter. Gib das Karamell auf Backpapier und lasse es gut abkühlen.

Weiche Gelatine in kaltem Wasser ein. Koche in einem Topf Wasser auf. Schlage Eigelb und Ahornsirup in einer kleinen Schüssel über dem Wasserbad auf. Wenn die Masse warm geworden ist, gib die Gelatine hinzu und löse sie darin auf. Nimm die Schüssel vom Wasserbad und schlage sie 3 Minuten weiter.

Hacke die karamellisierten Walnüsse und lege die Hälfte beiseite. Schlage die Sahne steif und hebe sie zusammen mit dem Karamell nach und nach unter die Eigelbmasse. Decke sie ab und stelle sie kalt.

Heize den Backofen auf 200°C vor. Lege ein Backblech mit einem gefetteten Backpapier aus.

Forme für die Hippenschalen ein ca. 20 cm langes Stück Alufolie zu einem Ei. Streiche mit 1 EL Hippenteig zwei Ovale darauf (je 10 cm lang und 5 cm breit). Backe den Teig auf mittlerer Schiene je 5-7 Minuten, bis die Ränder goldbraun sind.

Nimm die Hippen vom Blech und lege sie kopfüber über die Eier aus Alufolie. Drücke sie dabei leicht an. Lasse sie abkühlen und löse sie anschließend behutsam von den Alu-Eiern. Wiederhole diesen Vorgang nochmals, bis alle Hippen fertig sind.

Steche aus der Karamell-Walnuss-Mousse mit einem Löffel Nocken aus und setze sie auf die Hippenschalen. Bestreue sie mit dem Walnusskaramell und richte sie sofort an.

Bratapfel mit Marzipan und Orange

Arbeitszeit: 50 Minuten
Schwierigkeit: leicht
Kalorien: 490 kcal

Zutaten:

Für 1 Portion

- 1 großer säuerlicher Apfel
- 20 g Mandelblättchen
- 20 g Butter
- 1 El Zucker
- ½ TL gemahlener Zimt
- 20 g Marzipanrohmasse
- 50 ml Orangensaft
- 1 TL Zitronensaft
- 1 TL Zucker

Zubereitung:

Heize den Backofen auf 200°C vor.

Wasche den Apfel gründlich. Schneide den Deckel ab und stelle ihn beiseite. Stich das Kerngehäuse großzügig aus. Lege den Apfel in eine Auflaufform.

Röste die Mandelblättchen in einer Pfanne an, bis sie goldbraun sind. Gib sie auf einen Teller und lasse sie abkühlen. Verrühre Butter, Zucker und gemahlenen Zimt in einer Schüssel. Gib die Mandelblättchen dazu.

Gib die Marzipanrohmasse in die Apfelöffnung und drücke sie an. Verteile die Butter mit den Mandeln darauf.

Koche Orangensaft, Zitronensaft und Zucker auf. Gieße den Saft über den Apfel in die Form. Backe den Apfel auf mittlerer Schiene 35 Minuten. Setze den Deckel nach 25 Minuten auf den Apfel und backe ihn mit. Richte den Apfel mit dem Sud aus der Auflaufform auf einem Teller an.

Buttermilch-Mousse mit Limette

Arbeitszeit: 45 Minuten
Schwierigkeit: leicht
Kalorien: 210 kcal

Zutaten:

Für 2 Portionen

- 1 Blatt Gelatine
- 1 Ei
- 20 g Zucker
- 1 TL fein abgeriebene Limettenschale
- 2 EL Limettensaft
- 100 ml Buttermilch
- ½ Bund Koriandergrün
- 20 g Cashewkerne
- 10 g kandierter Ingwer
- 1 EL Honig

Zubereitung:

Weiche die Gelatine 10 Minuten in kaltem Wasser ein.

Koche in einem Topf Wasser auf. Gib das Ei, Zucker, die Limettenschale und 1 EL Limettensaft in eine Schüssel und schlage die Zutaten über dem Wasserbad schaumig auf. Löse die ausgedrückte Gelatine darin auf. Rühre Buttermilch unter und stelle die Creme kalt.

Sobald die Creme anfängt zu gelieren, schlage sie kurz auf und gib sie in eine Schale. Stelle sie mindestens 5 Stunden kalt.

Wasche den Koriander und schüttle ihn trocken. Zupfe die Blättchen ab und hacke sie grob. Hacke die Cashewkerne und gib sie mit dem Koriander in den Mixer. Füge Ingwer, Limettensaft, Honig und Koriander bei und mixe alle Zutaten. Serviere die Mousse mit der Koriandersauce.

MEAL PREP REZEPTE

Vorspeise

Würzige Eier im Glas

Arbeitszeit: 45 Minuten
Schwierigkeit: leicht
Kalorien: 185 kcal

Zutaten:

Für 1 Portion

- 2 Eier
- 1 Zwiebel
- 1 Knoblauchzehe
- 1 Chilischote
- 1 rote Paprika
- 2 EL Olivenöl
- 120 ml Tomatensaft
- 1 Stiel Basilikum
- Salz
- Pfeffer

Zubereitung:

Schäle die Zwiebel und schneide sie in kleine Würfel. Schäle den Knoblauch und hacke ihn fein. Wasche die Paprika und die Chilischote und entkerne sie. Halbiere sie und würfle sie fein.

Erhitze 1 EL Olivenöl in einem Topf. Gib Zwiebel, Knoblauch, Paprika und Chilischote hinein und dünste sie bei mittlerer Hitze für 8 Minuten. Rühre dabei gelegentlich um. Gieße den Tomatensaft dazu und lasse alles für weitere 3 Minuten köcheln.

Wasche das Basilikum. Trockne es, zupfe die Blätter ab und hacke sie fein. Gib das Basilikum in den Topf. Würze das Gemüse mit Salz und Pfeffer und stelle es beiseite.

Pinsle ein Einweckglas mit etwas Olivenöl aus und gib das Gemüse hinein. Schlage die Eier auf und lasse sie vorsichtig in das Glas gleiten. Würze sie mit Salz und Pfeffer.

Bringe in einem Topf 1 Liter Wasser zum Kochen. Schließe das Einweckglas und gib es in den Topf. Lasse es für 7-8 Minuten kochen. Nimm das Einweckglas aus dem Topf und lasse es abkühlen.

Fenchelsalat mit Stremellachs und Mango

Arbeitszeit: 20 Minuten
Schwierigkeit: mittel
Kalorien: 490 kcal

Zutaten:

Für 1 Portion

- 50 Gramm Quinoa
- 50 Gramm Fenchel
- 1 rote Zwiebel
- 1 Chilischote
- 50 Gramm Mango
- 2 EL Sonnenblumenöl
- 2 EL Mandeln
- 1 EL Honig
- 3 EL Sojasauce
- 3 Stiele Koriander
- 1 EL Sesam
- 120 Gramm Stremellachs

Zubereitung:

Bereite die Quinoa nach Packungsanleitung zu. Wasche den Fenchel und schneide ihn in dünne Streifen. Schäle die Zwiebel. Halbiere sie und schneide sie in Streifen. Wasche die Chilischote. Entkerne sie und schneide sie in dünne Ringe. Schäle eine Mango und entkerne sie. Wiege 50 g ab und schneide das Fruchtfleisch in 1 cm große Würfel. Wasche den Koriander. Trockne ihn und hacke ihn grob.

Erhitze das Sonnenblumenöl in einer Pfanne. Gib Fenchel, Zwiebel, Chili und Mandeln hinein und brate sie 2 Minuten an. Mische Honig und Sojasauce darunter und koche das Ganze auf. Füge Quinoa, Sesam und Koriander bei und rühre um.

Gib den Fenchelsalat zusammen mit der Mango und dem Lachs in eine Schale.

Couscous-Salat mit Granatapfel und Orange

Arbeitszeit: 30 Minuten
Schwierigkeit: mittel
Kalorien: 210 kcal

Zutaten:

Für 1 Portion

- 50 g Couscous
- ½ kleine Zitrone
- 3 EL Olivenöl
- 1 TL Honig
- 1 TL Senf
- Salz
- Pfeffer
- ½ Granatapfel
- 1 Frühlingszwiebel
- 30 g Feldsalat
- ½ Orange
- ½ Bund Minze
- 2 EL Cashewkerne

Zubereitung:

Koche in einem Topf Salzwasser auf. Sobald das Wasser kocht, nimm den Topf vom Herd und gib Couscous hinein.

Wasche die Zitrone. Halbiere sie und presse den Saft aus. Gib den Zitronensaft in eine kleine Schüssel und verrühre ihn mit Olivenöl, Honig und Senf. Schmecke das Dressing mit Salz und Pfeffer ab.

Schneide den Granatapfel in zwei Hälften. Klopfe die Kerne mit einem Löffel aus der Schale. Halbiere die Orange. Schäle sie und trenne die Filets heraus. Wasche den Feldsalat und trockne ihn. Wasche die Frühlingszwiebel. Trockne sie und schneide sie in dünne Ringe. Wasche die Minze. Trockne sie und zupfe die Blättchen ab. Hacke sie grob. Hacke die Cashewkerne.

Schichte Couscous in ein Glas. Gib das Dressing, die Granatapfelkerne, Orange, Feldsalat, Frühlingszwiebel, Cashewkerne und die Minze nacheinander hinein.

Suppe

Asiatische Suppe mit Mie-Nudeln

Arbeitszeit: 10 Minuten
Schwierigkeit: leicht
Kalorien: 310 kcal

Zutaten:

Für 1 Portion

- 30 g Kaiserschoten
- 30 g Fenchel
- 1 Karotte
- 1 rote Paprikaschote
- 1 kleine Chillischote
- 1 rote Zwiebel
- 30 g Sprossen
- 4 Stiele Koriander
- 2 EL Gemüsebrühe
- 2 EL Teriyakisauce
- 80 g Mie-Nudeln

Zubereitung:

Wasche die Kaiserschoten und schneide sie in Hälften. Wasche den Fenchel. Entferne den Strunk und schneide ihn in 2 cm breite Streifen. Wasche die Karotte. Schäle sie und schneide sie in dünne Streifen. Wasche die Paprika und die Chilischote. Entkerne sie und schneide sie in Streifen. Schäle die Zwiebel. Halbiere sie und schneide sie in dünne Streifen. Wasche die Sprossen und lasse sie abtropfen. Wasche den Koriander. Schüttle ihn trocken, zupfe die Blätter ab und hacke sie fein.

Gib die Gemüsebrühe und die Teryiaki-Sauce in ein Glas. Füge die Mie-Nudeln und das vorbereitete Gemüse bei. Koche kurz vor Verzehr in einem Topf 400 ml Wasser auf. Übergieße alles und lasse es 3 Minuten ziehen.

Karotten-Ingwer-Suppe

Arbeitszeit: 20 Minuten
Schwierigkeit: leicht
Kalorien: 210 kcal

Zutaten:

Für 1 Portion

- 250 g Karotten
- ½ rote Zwiebel
- 1 Knoblauchzehe
- 10 g Ingwer
- 2 EL Olivenöl
- 300 ml Gemüsebrühe
- 2 EL Sonnenblumenkerne
- 1 Stiel Thymian
- Salz
- Pfeffer

Zubereitung:

Wasche die Karotten. Schäle sie und würfle sie grob. Schäle die Zwiebel und die Knoblauchzehe und schneide sie in kleine Würfe. Schäle den Ingwer und hacke ihn fein.

Erhitze Olivenöl in einem Topf. Gib die Zwiebel, den Knoblauch und den Ingwer hinein und schwitze alles an. Gib die Karotten bei und dünste sie 4-5 Minuten unter Rühren mit. Lösche das Gemüse mit Brühe ab und lasse es 10 Minuten köcheln.

Gib inzwischen die Sonnenblumenkerne in eine Pfanne und röste sie. Stelle sie beiseite. Wasche den Thymian, schüttle ihn trocken und zupfe die Blättchen ab.

Püriere die Suppe mit einem Pürierstab, bis keine Klümpchen mehr sichtbar sind. Würze die Suppe mit Salz und Pfeffer. Garniere sie mit Sonnenblumenkernen und Thymian.

Grüne Radieschen-Suppe

Arbeitszeit: 20 Minuten
Schwierigkeit: leicht
Kalorien: 140 kcal

Zutaten:

Für 1 Portion

- 1 Bund Radieschen
- ½ Bund Frühlingszwiebeln
- 1 EL Olivenöl
- 150 ml Gemüsebrühe
- 50 g Schmand
- Salz
- Pfeffer
- 1 EL Rote-Bete-Sprossen

Zubereitung:

Wasche die Radieschen und trockne sie. Zupfe das Grün ab und hacke es fein. Schneide die Hälfte der Radieschen in Stifte und lege einige beiseite. Viertle die restlichen Radieschen. Wasche die Frühlingszwiebeln und schüttle sie trocken. Schneide sie in dünne Ringe und stelle einige beiseite.
Erhitze Olivenöl in einem Topf. Gib die geviertelten Radieschen hinein und schwitze sie 3 Minuten an. Lösche sie mit Brühe ab und lasse sie 5 Minuten köcheln. Füge das Radieschengrün und die Frühlingszwiebeln bei. Koche die Suppe auf und püriere sie anschließend mit dem Pürierstab. Rühre Schmand unter und würze die Suppe mit Salz und Pfeffer. Gib sie in die Tupperware und garniere sie vor dem Anrichten mit Radieschenstiften, Frühlingszwiebeln und Rote-Beete-Sprossen.

Hauptgericht

Hähnchenbrust mit Honigsenf und Walnüssen

Arbeitszeit: 20 Minuten
Schwierigkeit: leicht
Kalorien: 270 kcal

Zutaten:

Für 1 Portion

- 80 g Hähnchenbrustfilet
- 1 kleine Frühlingszwiebel
- ½ Paprika
- 5 EL Olivenöl
- 1 TL Senf
- 1 TL Honig
- 10 g Walnüsse
- Salz
- Pfeffer

Zubereitung:

Wasche die Frühlingszwiebel. Halbiere sie und schneide sie in Ringe. Wasche die Paprika. Entkerne sie und würfle sie. Spüle die Hähnchenbrust ab. Trockne sie und schneide sie in Stücke.

Erhitze in einer Pfanne 4 EL Olivenöl. Gib die Zwiebel hinein und dünste sie glasig an. Füge die Paprika bei und dünste sie kurz mit. Erhöhe die Temperatur und brate das Hähnchen unter Wenden 10 Minuten mit.

Vermische in einer Schale Senf, Honig und 1 EL Olivenöl. Würze die Marinade mit Salz und Pfeffer. Hacke die Walnüsse grob. Gib alle Zutaten über das Hähnchenfleisch.

Lachs mit Brokkoli und Erdnüssen

Arbeitszeit: 15 Minuten
Schwierigkeit: leicht
Kalorien: 260 kcal

Zutaten:

Für 1 Portion

- 150 g Lachs
- 4 EL Olivenöl
- 1 rote Zwiebel
- 80 g Brokkoli
- ½ Limette
- 30 g Erdnüsse
- Salz
- Pfeffer

Zubereitung:

Erhitze 3 EL Olivenöl in einer Pfanne. Spüle den Lachs ab. Trockne ihn und schneide ihn in grobe Würfel. Schäle die Zwiebel und würfle sie grob. Gib den Lachs in die Pfanne und brate ihn von allen Seiten 5-6 Minuten an. Stelle ihn beiseite. Gib die Zwiebel in die Pfanne und dünste sie 2 Minuten an.
Koche in einem Topf Wasser auf. Wasche den Brokkoli. Entferne den Strunk und schneide den Brokkoli in Röschen. Gib den Brokkoli in den Topf und lasse ihn 10 Minuten köcheln.

Wasche die Limette und halbiere sie. Reibe die Schale ab und presse den Saft aus. Gib den Lachs, Brokkoli und Zwiebel in eine Schüssel. Vermenge die Zutaten mit Limettenschale und -saft, 1 EL Olivenöl und Erdnüssen. Schmecke alles mit Salz und Pfeffer ab.

Pikante Mozzarella-Frikadelle

Arbeitszeit: 40 Minuten
Schwierigkeit: leicht
Kalorien: 410 kcal

Zutaten:

Für 1 Portion

- ½ Stiel Petersilie
- 1 Knoblauchzehe
- 100 g Rinderhackfleisch
- 1 kleines Ei
- 1 TL Tomatenmark
- 1 TL Senf
- 1 TL Oregano, getrocknet
- 1 TL Basilikum, getrocknet
- 1 TL Paniermehl
- 2 EL Olivenöl
- Salz
- Pfeffer
- 40 g Mozzarella

Zubereitung:

Wasche die Petersilie. Trockne sie, zupfe die Blättchen ab und hacke sie fein. Schäle den Knoblauch und hacke ihn fein. Gib die Petersilie und den Knoblauch zusammen mit dem Rinderhackfleisch und dem Ei in eine Schüssel. Füge Tomatenmark, Senf, Oregano, Basilikum, Paniermehl und 1 EL Olivenöl bei und verknete sie gut. Würze die Mischung mit Salz und Pfeffer und forme daraus 3 Frikadellen.

Heize den Backofen auf 105°C vor. Schneide den Mozzarella in 6 Würfel. Fülle jede Frikadelle mit einem Würfel Mozzarella.

Erhitze das restliche Olivenöl in einer Pfanne. Gib die Frikadellen hinein und brate sie beidseitig 3 Minuten an. Lege sie in eine ofenfeste Form und decke sie mit Alufolie ab. Backe die Frikadellen auf mittlerer Schiene 10 Minuten.

Dessert

Süßkartoffel mit Mandelmus und Honig

Arbeitszeit: 60 Minuten
Schwierigkeit: leicht
Kalorien: 180 kcal

Zutaten:

Für 1 Portion

- 1 Süßkartoffel
- 1 Banane
- 80 g Blaubeeren
- 50 g Mandeln, blanchiert
- 4 EL Mandelmus
- ½ TL Koriander, gemahlen
- 4 EL Honig

Zubereitung:

Heizte den Backofen auf 200°C vor und lege ein Backblech mit Backpapier aus.

Wasche die Süßkartoffel. Trockne sie und steche sie rundherum mit einer Gabel ein. Lege sie auf das Backblech und backe sie auf mittlerer Schiene 50 Minuten, bis Karamell aus der Kartoffel austritt. Stelle sie 2-3 Stunden kalt.

Schäle die Banane und schneide sie in dünne Scheiben. Wasche die Blaubeeren und lasse sie abtropfen. Hacke die Mandeln grob. Verrühre in einer Schale das Mandelmus mit Koriander.

Schneide die Süßkartoffel mittig auf. Klappe sie auf und gib Bananenscheiben, Blaubeeren und Mandeln hinein. Träufle Mandelmus und Honig darüber.

Quark-Himbeer-Creme

Arbeitszeit: 5 Minuten
Schwierigkeit: leicht
Kalorien: 260 kcal

Zutaten:

Für 1 Portion

- 200 g Magerquark
- 3 EL Kokosmilch
- etwas Honig
- 50 TK-Himbeeren
- 50 g Pflaumen
- 1 EL Erdnussbutter
- 1 Prise Zimt

Zubereitung:

Rühre den Magerquark mit Kokosmilch glatt. Süße die Creme nach Belieben mit Honig.

Taue die Himbeeren auf. Gib sie in die Creme und rühre um. Verteile Erdnussbutter über die Creme und streue Zimt darüber.

Grießbrei mit Banane

Arbeitszeit: 10 Minuten
Schwierigkeit: leicht
Kalorien: 240 kcal

Zutaten:

Für 1 Portion

- 40 g Weizengrieß
- 300 ml Milch
- 1 Banane
- Zimt
- Johannisbeeren zum Toppen

Zubereitung:

Schäle die Banane. Schneide sie in Stücke und gib sie in den Mixer. Gib die Milch bei und püriere sie.

Koche die Bananenmilch in einem Topf auf. Wenn sie zu kochen beginnt, rühre den Weizengrieß mit einem Schneebesen ein. Lasse alles 3-4 Minuten köcheln. Nimm den Topf vom Herd und lasse den Grießbrei 5 Minuten ziehen.

Bestreue den Grießbrei mit Zimt und verteile einige Johannisbeeren darüber.

FRÜHSTÜCKSREZEPTE

Schnelles Power-Frühstück

Arbeitszeit: 5 Minuten
Schwierigkeit: leicht
Kalorien: 370 kcal

Zutaten:

Für 1 Portion

- ½ Orange
- 1 Apfel
- 4 EL Haferflocken
- 6 EL Naturjoghurt
- 100 ml Milch

Zubereitung:

Halbiere die Orange. Presse aus einer Hälfte Saft ab und stelle ihn beiseite.

Wasche den Apfel und trockne ihn. Schneide ihn in mundgerechte Stücke und gib ihn in eine Schüssel. Gib die Haferflocken, Joghurt, Milch und Orangensaft dazu und verrühre alles gut. Richte es sofort an.

Saftige Quarkbrötchen

Arbeitszeit: 15 Minuten
Schwierigkeit: leicht
Kalorien: 340 kcal

Zutaten:

Für 3-4 Brötchen

- 250 g Mehl
- 250 g Magerquark
- 1 EL Zucker
- ½ Päckchen Backpulver
- 1 kleines Ei
- 1 Prise Salz
- Etwas Milch zum Bepinseln

Zubereitung:

Gib Mehl, Magerquark, Zucker, Backpulver, Ei und Salz in eine Schüssel. Verknete alle Zutaten zu einem glatten, festen Teig.

Heize den Backofen auf 225°C vor und lege ein Backblech mit Backpapier aus.

Forme 3-4 Brötchen aus dem Teig und setze sie mit etwas Abstand auf das Backblech. Bestreiche sie mit etwas Milch und backe sie auf mittlerer Schiene 20 Minuten.

Rührei aus dem Ofen

Arbeitszeit: 25 Minuten
Schwierigkeit: leicht
Kalorien: 290 kcal

Zutaten:

Für 1 Portion

- 150 g Magerquark
- 3 EL Kokosmilch
- 2 Eier
- 20 ml Schlagsahne
- Salz
- 2 El Olivenöl
- ½ Zwiebel
- 1 EL Weißweinessig
- Pfeffer
- Zucker
- 1 TL Oregano, getrocknet

Zubereitung:

Heize den Backofen auf 200°C vor.

Verquirle die Eier mit der Sahne und etwas Salz. Pinsle eine Auflaufform mit 1 EL Olivenöl ein. Gib die Eimischung hinein und backe sie 10 Minuten auf mittlerer Schiene. Rühre das Ei durch und backe es 3 Minuten weiter. Wiederhole diesen Vorgang. Nimm das Rührei aus dem Ofen und lasse es kurz abkühlen.

Schneide in der Zwischenzeit die Zwiebel in kleine Würfel. Verrühre den Essig mit 2 EL Wasser, Salz, Pfeffer und etwas Zucker. Gib 1 EL Olivenöl und die Zwiebeln bei und rühre sie unter.

Beträufle das Rührei mit Vinaigrette und bestreue es mit Oregano.

Ei-Kräuterquark-Gurkenmischung

Arbeitszeit: 15 Minuten
Schwierigkeit: leicht
Kalorien: 280 kcal

Zutaten:

Für 1 Portion

- 1 Ei
- ¼ Salatgurke
- ½ Scheibe Pumpernickel
- 80 g Kräuterquark
- Salz
- Pfeffer

Zubereitung:

Koche in einem kleinen Topf Wasser auf. Gib das Ei hinein und koche es 10 Minuten hart. Schrecke es ab, lasse es abkühlen und pelle es.

Schneide die Gurke in grobe Würfel. Zerbrösle den Pumpernickel grob und schneide das Ei in Scheiben.

Mische den Kräuterquark mit dem Ei, Pumpernickel und Gurken und würze die Mischung mit Salz und Pfeffer.

Käsesalat mit Beeren und Melone

Arbeitszeit: 30 Minuten
Schwierigkeit: leicht
Kalorien: 460 kcal

Zutaten:

Für 1 Portion

- 30 g Gouda
- 30 g Emmentaler
- 30 g Erdbeeren
- 100 g Netzmelone
- 20 g Johannisbeeren
- 1 EL Essig
- 1 EL Olivenöl
- Salz
- Pfeffer
- 1 Prise Zucker
- 1 Scheibe Vollkornbrot

Zubereitung:

Schneide den Gouda und den Emmentaler in 2 cm große Würfel. Wasche die Erdbeeren. Putze und halbiere sie. Entkerne die Netzmelone. Löse das Fruchtfleisch aus der Schale und würfle es grob. Wasche die Johannisbeeren. Gib alle Zutaten in eine Schüssel.

Füge Essig, Olivenöl, 3 EL Wasser bei und verrühre alle Zutaten. Schmecke sie mit Salz, Pfeffer und Zucker bei und mische sie unter den Käse und die Früchte. Richte den Käsesalat mit einer Scheibe Vollkornbrot an.

Rührei mit Lachs und Frischkäse

Arbeitszeit: 20 Minuten
Schwierigkeit: leicht
Kalorien: 280 kcal

Zutaten:

Für 1 Portion

- 60 g Räucherlachs, in Scheiben
- 1 Stiel Dill
- 1 Scheibe Vollkornbrot
- 2 EL Frischkäse
- 1 Ei
- 1 EL Schlagsahne
- Salz
- Pfeffer
- 1 EL Butter

Zubereitung:

Streife den Räucherlachs in 2 cm breite Streifen. Zupfe die Spitzen vom Dillstiel ab und hacke sie fein. Bestreiche das Vollkornbrot mit Frischkäse.

Verquirle das Ei mit Schlagsahne. Würze sie mit Salz und Pfeffer.

Erhitze Butter in der Pfanne und gib die Eimasse hinein. Lasse sie bei mittlerer Hitze 3-4 Minuten stocken und streue die Hälfte vom Dill darüber. Rühre um, bis alles gestockt ist.

Gib das Rührei auf das Brot und richte es mit Lachs und dem restlichen Dill an.

Cremiger Eiersalat

Arbeitszeit: 25 Minuten
Schwierigkeit: leicht
Kalorien: 430 kcal

Zutaten:

Für 1 Portion

- 2 Eier
- 50 g TK-Erbsen
- 50 g Mayonnaise
- 2 EL Vollmilchjoghurt
- Salz
- Pfeffer
- ½ Stiel Dill
- ¼ Apfel
- 30 g Champignons

Zubereitung:

Koche in einem kleinen Topf Wasser auf. Gib die Eier in das kochende Wasser und lasse sie 7-8 Minuten garen. Schrecke sie ab und lasse sie abkühlen.
Koche Wasser auf und blanchiere die Erbsen 5 Minuten. Schrecke sie ab und lasse sie gut abtropfen.

Zupfe die Spitzen vom Dillstiel ab und hacke sie grob. Verrühre Mayonnaise mit Joghurt und würze sie mit Salz und Pfeffer. Gib den Dill dazu.

Schneide den Apfel in Scheiben. Putze die Champignons und schneide sie in Scheiben. Pelle die Eier und schneide sie der Länge nach in fünf Stücke. Hebe sie mit den Erbsen, dem Apfel und den Champignons unter die Mayonnaise. Bestreue sie mit etwas Dill und richte sie an.

Pikante Lachsröllchen

Arbeitszeit: 25 Minuten
Schwierigkeit: leicht
Kalorien: 230 kcal

Zutaten:

Für 1 Portion

- ½ Römersalatherz
- 4 Scheiben Räucherlachs (à ca. 20 g)
- 40 g Meerrettich
- 1 Stiel Dill
- 1TL Zitronensaft

Zubereitung:

Putze das Römersalatherz und schneide ihn der Länge nach in 2 Stücke, sodass sie am Strunk zusammenhalten. Lege je zwei Scheiben Lachs überlappend auf Klarsichtfolie aneinander und bestreiche sie mit 1 TL Meerrettich.

Lege ein Stück Römersalat auf das untere Drittel der Räucherlachsscheiben und rolle diese mithilfe der Klarsichtfolie auf. Verarbeite die übrigen 3 Lachsscheiben genauso. Hacke den Dill vom Stiel und wälze die Lachsröllchen darin.

Verrühre den restlichen Meerrettich mit Zitronensaft. Halbiere die Lachsröllchen. Richte sie auf einem Teller an und garniere sie mit etwas Dill.

Exotisches Frühstücksmüsli

Arbeitszeit: 15 Minuten
Schwierigkeit: leicht
Kalorien: 370 kcal

Zutaten:

Für 1 Portion

- 1 EL Sonnenblumenkerne
- ½ Mango (ca. 200 g)
- ½ Banane
- 2 TL Limettensaft
- 1 EL Honig
- 150 g Vollmilchjoghurt
- 2 EL feine Haferflocken

Zubereitung:

Röste die Sonnenblumenkerne in einer Pfanne an und stelle sie beiseite.

Schäle die Mango und schneide sie in 1 cm große Würfel. Halbiere die Banane der Länge nach und schneide sie in halbe Scheiben. Gib die Hälfte der Mango und der Banane in eine Schüssel und beträufle sie mit 1 TL Limettensaft. Vermische die restlichen Früchte mit 1 TL Limettensaft und mixe sie im Küchenmixer.

Verrühre die pürierten Früchte mit Honig und Joghurt. Mische die Haferflocken unter. Garniere das Müsli mit den übrigen Früchten und den Sonnenblumenkernen und träufle ein wenig Honig darüber.

Knusprige Frühstücksbrötchen

Arbeitszeit: 40 Minuten
Schwierigkeit: leicht
Kalorien: 210 kcal

Zutaten:

Für 6 Brötchen

- 50 g Sonnenblumenkerne
- 10 g Hefe
- Zucker
- 200 g Dinkelmehl
- 500 g Roggenmehl
- 1 TL Salz

Zubereitung:

Röste die Sonnenblumenkerne in einer Pfanne und lasse sie abkühlen.

Zerkrümle die Hefe und rühre sie mit 200 ml lauwarmem Wasser und einer Prise Zucker glatt. Gib das Dinkelmehl und das Roggenmehl in eine Schüssel. Vermenge sie mit der Hefemischung und der Hälfte der Sonnenblumenkerne. Gib etwas Salz zu und verknete die Zutaten zu einem glatten Teig. Decke ihn ab und stelle ihn über Nacht in den Kühlschrank.

Heize den Backofen auf 250°C vor und lege ein Backblech mit Backpapier aus.

Streue etwas Mehl auf den Teig und stich ihn mit einem Löffel in 6 Häufchen ab. Setze die Brötchen auf das Blech und streue die restlichen Sonnenblumenkerne darüber. Drücke sie ein wenig fest und gib sie in den Ofen. Backe sie auf mittlerer Schiene 20 Minuten und lasse sie etwas abkühlen.

Süßkartoffel-Waffeln mit Ei und Avocado

Arbeitszeit: 60 Minuten
Schwierigkeit: leicht
Kalorien: 210 kcal

Zutaten:

Für 1 Portion

- 125 g Süßkartoffeln
- 2 Eier
- 30 g Parmesan
- 1 EL Mehl
- 1 Prise Paprikapulver
- 1 Prise geriebene Muskatnuss
- Salz
- Pfeffer
- ½ Avocado
- 3 EL Olivenöl

Zubereitung:

Heize den Backofen auf 200°C vor.

Wasche die Süßkartoffeln. Halbiere sie und lege sie auf ein Backblech. Streue eine Prise Salz darüber und backe sie 35-40 Minuten, bis das Fruchtfleisch weich geworden ist. Lasse sie kurz auskühlen. Kratze das Fruchtfleisch aus der Schale und gib es in eine Schüssel. Zerdrücke es gut.

Reibe den Parmesan und gib ihn zu den Süßkartoffeln. Gib das Ei, Mehl, Muskatnuss und Paprikapulver hinzu. Verrühre die Zutaten zu einem homogenen Teig und würze alles mit Salz und Pfeffer.

Mache ein Waffeleisen heiß. Bestreiche es mit 1 EL Olivenöl. Setze ein wenig Teig darauf und backe den Teig im Waffeleisen, bis die Waffeln knusprig sind.

Erhitze inzwischen 2 EL Olivenöl in einer Pfanne. Gib das Ei hinein und brate es bei mittlerer Hitze 2-3 Minuten. Schmecke es mit Salz und Pfeffer ab und nimm es vom Herd.

Entferne den Kern der Avocado. Schäle sie und schneide sie in Scheiben.

Richte die Waffeln mit dem Spiegelei und den Avocadoscheiben auf einem Teller an.

Hirsebrei mit Beeren

Arbeitszeit: 15 Minuten
Schwierigkeit: leicht
Kalorien: 110 kcal

Zutaten:

Für 1 Portion

- 50 g Hirseflocken
- 50 g TK-Himbeeren
- 50 g griechischer Sahnejoghurt
- 1 EL TK-Heidelbeeren
- Zimt
- 1 EL Agavendicksaft

Zubereitung:

Koche in einem Topf 250 ml Wasser auf. Rühre die Hirseflocken ein. Lasse sie 2 Minuten bei schwacher Hitze köcheln und rühre dabei um. Gib die Himbeeren hinein und rühre weiter, bis der Brei rosa ist. Nimm ihn anschließend vom Herd.

Fülle den Hirsebrei in eine kleine Schale. Gib Joghurt und Heidelbeeren darauf und verrühre den Brei. Streue Zimt und Agavendicksaft darüber.

DRINKS REZEPTE

Beeren-Smoothie

Arbeitszeit: 5 Minuten
Schwierigkeit: leicht
Kalorien: 280 kcal

Zutaten:

Für 1 Portion

- 1 Orange
- 100 g TK-Beeren, (zB. Waldfrüchte)
- ½ Banane
- 1 EL Haferflocken
- 2 EL Honig

Zubereitung:

Taue die Beeren über Nacht im Kühlschrank auf.

Halbiere eine Orange und presse den Saft ab. Schäle die Banane und schneide sie in Stücke. Gib sie mit den Beeren, Haferflocken, Honig und Orangensaft in eine Schüssel. Püriere sie, bis keine Klümpchen mehr sichtbar sind. Serviere den Smoothie sofort.

Apfel-Mango-Saft

Arbeitszeit: 10 Minuten
Schwierigkeit: leicht
Kalorien: 130 kcal

Zutaten:

Für 1 Portion

- ½ kleine Mango
- 2 mittelgroße Äpfel
- 1 EL Honig

Zubereitung:

Schäle die Äpfel und schneide sie in vier Teile. Entkerne sie und würfle sie grob. Schäle die Mango. Schneide das Fruchtfleisch vom Stein und schneide es in Würfel. Gib es mit den Äpfeln in den Mixer. Gib 300 ml Wasser und Honig zu und püriere alles fein.

Avocado-Ananas-Smoothie

Arbeitszeit: 10 Minuten
Schwierigkeit: leicht
Kalorien: 180 kcal

Zutaten:

Für 1 Portion

- 2 Orangen
- ¼ Avocado
- 1 TL Limettensaft
- 100 g Ananas
- 1 EL Honig

Zubereitung:

Halbiere die Orangen und presse den Saft aus. Viertle die Avocado und löse den Kern heraus. Hebe das Fruchtfleisch mit einem Löffel aus der Schale und gib es in den Mixer. Füge Orangen- und Limettensaft bei.

Schäle die Ananas und entferne den Mittelteil. Schneide sie in große Stücke und gib sie in den Mixer. Mische Honig bei und püriere alle Zutaten fein. Gib den Smoothie in ein großes Glas und serviere es.

Pikantes Basilikum-Lassi

Arbeitszeit: 10 Minuten
Schwierigkeit: leicht
Kalorien: 310 kcal

Zutaten:

Für 1 Portion

- 250 ml Kefir
- 100 ml Dickmilch
- ½ Limette
- ½ Bund Basilikum
- 10 g frischer Ingwer
- Tabasco

Zubereitung:

Gib den Kefir und die Dickmilch in den Tiefkühler, bis sie sehr kalt sind.

Wasche die Limette und halbiere sie. Reibe die Schale fein ab und presse den Saft aus. Gib den Kefir und die Dickmilch in den Mixer. Füge 1 TL Limettenschale und 1 TL Limettensaft bei und mixe alles glatt.

Wasche den Basilikum. Schüttle ihn trocken, zupfe die Blätter ab und hacke sie grob. Schäle den Ingwer und reibe ihn fein. Gib beide Zutaten in den Mixer und mixe alles glatt.

Würze den Drink mit Salz und etwas Tabasco.

4-Gemüse-Smoothie

Arbeitszeit: 20 Minuten
Schwierigkeit: leicht
Kalorien: 80 kcal

Zutaten:

Für 1 Portion

- 1 rote Paprikaschote
- 1 gelbe Paprikaschote
- 1 Salatgurke
- 1 Kohlrabi
- 3 Karotten
- 1 Prise Paprikapulver
- 1 Prise Salz

Zubereitung:

Wasche die Paprikaschoten. Entkerne sie und schneide sie in kleine Würfel. Schäle die Gurke, den Kohlrabi und die Karotten und würfle alle Zutaten klein.

Gib alle Zutaten in einen Smoothie-Mixer und püriere sie. Würze den Smoothie mit Paprikapulver und Salz. Gib nach Belieben Wasser dazu, bis die gewünschte Konsistenz erreicht ist.

Aromatischer Tomaten-Dickmilch-Drink

Arbeitszeit: 25 Minuten
Schwierigkeit: leicht
Kalorien: 95 kcal

Zutaten:

Für 1 Portion

- ¼ rote Chilischote
- 1 Stiel Basilikum
- 140 g Dickmilch
- 1 TL Olivenöl
- Salz
- Pfeffer
- ½ Zitrone
- 100 ml Tomatensaft

Zubereitung:

Spüle die Chilischote ab und trockne sie. Entkerne sie und hacke einen Viertel der Schote fein. Wasche den Basilikum und schüttle ihn trocken. Zupfe die Blätter ab und hacke sie fein.

Verrühre Chili und Basilikum mit der Dickmilch und dem Olivenöl. Würze den Saft mit Salz und Pfeffer. Gib ihn in ein Glas und stelle ihn 15 Minuten kalt.

In 2 Gläser füllen und für etwa 15 Minuten kalt stellen.

Halbiere die Zitrone und presse sie aus. Vermische 1 EL Zitronensaft mit Tomatensaft und würze die Zutaten mit Salz und Pfeffer.

Gieße den Tomatensaft behutsam in das Glas mit dem Dickmilch-Saft, sodass 2 Schichten entstehen.

Erfrischender Karotten-Drink

Arbeitszeit: 15 Minuten
Schwierigkeit: leicht
Kalorien: 70 kcal

Zutaten:

Für 1 Portion

- 1 Knoblauchzehe
- 400 g Karotten
- ½ Bund Petersilie
- ¼ Zitrone
- 1 TL Rapsöl

Zubereitung:

Schäle den Knoblauch

Knoblauchzehen schälen. Möhren gründlich waschen und die Enden abschneiden. Petersilie waschen und trocken schütteln. Zitronenhälfte auspressen. Knoblauch und 6 Möhren im Entsafter entsaften. Petersilie und restliche Möhren in den Entsafter geben und entsaften. Möhren-Drink mit etwa 2 EL Zitronensaft und dem Rapsöl mischen und sofort genießen.

Mango-Melonen-Lassi

Arbeitszeit: 20 Minuten
Schwierigkeit: leicht
Kalorien: 140 kcal

Zutaten:

Für 2 Portionen

- ¼ Honigmelone
- ½ Mango
- 1 Orange
- 1 Zitrone
- Honig nach Belieben
- 80 g Naturjoghurt
- 2 Stiele Minze

Zubereitung:

Viertle die Melone. Entkerne sie, schneide das Fruchtfleisch von der Schale und würfle es grob. Schäle die Mango und schneide das Fruchtfleisch vom Stein. Halbiere die die Orange und die Zitrone und presse den Saft ab.

Gib die Melone und die Mango in den Mixer. Gieße Orangen- und Zitronensaft dazu und püriere alle Zutaten fein. Gib nach Belieben Honig dazu.

Wasche die Minze und trockne sie. Zupfe die Blätter ab.

Verteile das Lassi auf 2 Gläser und garniere es mit Minzblättern.

Scharfer Gurken-Drink

Arbeitszeit: 15 Minuten
Schwierigkeit: leicht
Kalorien: 60 kcal

Zutaten:

Für 1 Portion

- 4 Stiele Dill
- 1 Gurke
- 1 TL Wasabi-Paste
- Salz
- Pfeffer
- Milch

Zubereitung:

Wasche den Dill. Schüttle ihn trocken und hacke die Spitzen klein. Wasche die Gurke und trockne sie. Schäle sie und püriere sie zusammen mit Dill und etwas Salz. Lege ein Sieb mit einem Tuch aus und presse die Masse hindurch.

Verrühre die aufgefangene Flüssigkeit mit der Wasabi-Paste und der Milch. Würze sie mit Salz und Pfeffer und gib sie in ein Glas.

Mandarine-Ingwer-Shake

Arbeitszeit: 15 Minuten
Schwierigkeit: leicht
Kalorien: 210 kcal

Zutaten:

Für 1 Portion

- 500 g Mandarinen
- 1 cm frischer Ingwer

Zubereitung:

Stelle die Mandarinen für 1 Stunde in den Kühlschrank. Schäle den Ingwer und reibe ihn fein.

Halbiere die Mandarinen. Presse sie aus und vermische den Saft mit dem Ingwer. Gib das Shake in ein Glas und richte es sofort an.

Kräuterlimonade

Arbeitszeit:
Schwierigkeit:
Kalorien: 80 kcal

Zutaten:

Für 3 Gläser

- 250 ml Apfelsaft
- 30 g Zucker
- 1 EL Wacholderbeeren
- 3 Zweige Basilikum
- 2 Zweige Rosmarin
- 4 Zweige Zitronenthymian
- 3 Zweige Melisse
- 3 Zweige Pfefferminze
- 1 Zweig Salbei
- 400 ml eiskaltes Mineralwasser

Zubereitung:

Koche den Apfelsaft und den Zucker auf. Zerstoße die Wacholderbeeren. Wasche die Kräuter und gib sie zum kochenden Apfelsaft. Nimm den Topf vom Herd und schließe ihn mit einem Deckel.

Lasse die Kräuter 20 Minuten ziehen. Gieße den Sud durch ein feines Sieb. Lasse ihn gut abkühlen und stelle ihn danach kalt.

Fülle den Kräutersud mit eiskaltem Mineralwasser auf und garniere die Limonade nach Belieben mit frischen Kräutern.

Gurken-Buttermilch-Smoothie

Arbeitszeit: 15 Minuten
Schwierigkeit: leicht
Kalorien: 130 kcal

Zutaten:

Für 1 Portion

- ½ Bund Dill
- 1 Stiel Minze
- ½ Salatgurke
- 200 ml Buttermilch
- 30 g Joghurt
- Salz
- 1 TL Zitronensaft
- Tabasco
- Eiswürfel

Zubereitung:

Wasche den Dill und trockne ihn. Wasche die Minze und trockne sie. Zupfe die Blätter ab und lege einen Teil beiseite. Wasche die Gurke und schäle sie. Halbiere sie der Länge nach und würfle sie grob.
Gib die Gurke zusammen mit dem Dill, der Minze, Buttermilch und Joghurt in den Mixer. Gib einige Eiswürfel hinein und mixe kurz weiter. Püriere die Zutaten fein und würze den Smoothie mit Salz, Zitronensaft und Tabasco.

7-Tage-Ernährungsplan für das 16:8 Intervallfasten

Um dir einige Ideen zu geben und zu zeigen, wie vielfältig deine Ernährung sein kann, wird im Folgenden ein 7-Tage-Ernährungsplan präsentiert. Da dieser als praktisches Beispiel für deine ideale Woche dient, wird nur ein Wochenplan für die 16:8 Methode vorgestellt. Der Ernährungsplan für das 16:8 Intervallfasten beinhaltet drei Mahlzeiten sowie einen Snack. Mit dessen Hilfe kannst du deinen Tag leichter organisieren. Dadurch kannst du dich gesund und ausgewogen ernähren und wirst garantiert keinen Hunger haben. Bei dem 16:8 Intervallfasten hast du die Möglichkeit, das Frühstück zu überspringen oder am Abend nichts mehr zu essen. Welche Variante du auswählst, sollte primär von deinem Alltag, deiner Arbeit und deinem Lebensstil abhängen. Bei dem hier vorgestellten Plan wird das Frühstück übersprungen.

Montag
Frühstück: Wasser, Kaffee oder Tee
Mittagessen: Couscous mit Feigen und Gemüseragout
Kleiner Snack: Apfel-Erdnussbutter-Snack
Abendessen: Schweineschnitzel mit Thunfisch und Bohnensalat

Dienstag
Frühstück: Wasser, Kaffee oder Tee
Mittagessen: Hähnchenfilet mit Zucchini-Nudeln
Kleiner Snack: Müsliriegel mit Nüssen, Mandeln und Cranberrys
Abendessen: Pikante Mozzarella-Frikadelle

Mittwoch
Frühstück: Wasser, Kaffee oder Tee
Mittagessen: Pizzaknödel mit Tomatensauce und Fenchel
Kleiner Snack: Biscotti mit Pistazien
Abendessen: Bohneneintopf mit Gemüse und Erdnüssen

Donnerstag
Frühstück: Wasser, Kaffee oder Tee
Mittagessen: Gebackene Reis-Pfanne mit Gemüse
Kleiner Snack: Chia-Pudding mit Papaya
Abendessen: Spargel-Bowl mit Reis

Freitag
Frühstück: Wasser, Kaffee oder Tee
Mittagessen: Gemüsepfanne mit Speck und Ei
Kleiner Snack: Zucchini-Chips mit Kräutern

Abendessen: Hähnchenbrust mit Honigsenf und Walnüssen

Samstag
Frühstück: Wasser, Kaffee oder Tee
Mittagessen: Schweinekotelett mit Avocadosalat
Kleiner Snack: Vollkorn-Toast mit Hüttenkäse und Banane
Abendessen: Fenchel-Gratin mit Birnen

Sonntag
Frühstück: Wasser, Kaffee oder Tee
Mittagessen: Reisnudeln mit Spinat-Tofu und Sesam
Kleiner Snack: Hüttenkäse-Kekse
Abendessen: Lachs mit frischem Spinat-Salat

Weitere Informationen

Wir danken Dir für dein Vertrauen und wünschen einen guten Appetit, sowie die Traumfigur, die du dir mit dem Intervallfasten erhoffst.

Schaue gerne auch auf unserer Autorenseite auf Amazon vorbei. Hier findest du auch unser ausführliches Werk und Grundlagenbuch zum Thema Intervallfasten „Intervallfasten 16 8 & Co – Abnehmen mit 2 Gläsern Wein am Abend". In diesem Buch erfährst du alles, was du wissen musst, um ohne Verzicht oder Hungern gesund und langfristig deinen Traumkörper zu erhalten.

Bis Bald!

FOOD & HEALTH
institute

Kontakt: Patrick Ziegler/ Flurstraße 33/ 71522 Backnang
Covergestaltung: germancreative
Coverfoto: depositphotos

Disclaimer:

Die Inhalte dieses Buches wurden mit größtmöglicher Sorgfalt erstellt. Der Anbieter übernimmt jedoch keine Gewähr für die Richtigkeit, Vollständigkeit und Aktualität der bereitgestellten Inhalte. Die Nutzung der Inhalte des Buches erfolgt auf eigene Gefahr des Nutzers.

Printed in Poland
by Amazon Fulfillment
Poland Sp. z o.o., Wrocław

52811069R00105